RECHERCHES
ANATOMIQUES ET PHYSIOLOGIQUES
SUR LES
OPÉRATIONS DE STRABISME

PAR

JEAN-BAPTISTE-EUGÈNE KALT
Docteur en médecine de la Faculté de Paris.

PARIS
A. DELAHAYE et E. LECROSNIER, ÉDITEURS
PLACE DE L'ÉCOLE DE-MÉDECINE

1886

RECHERCHES

ANATOMIQUES ET PHYSIOLOGIQUES

SUR LES

OPÉRATIONS DE STRABISME

PAR

JEAN-BAPTISTE-EUGÈNE KALT
Docteur en médecine de la Faculté de Paris.

PARIS
A. DELAHAYE et E. LECROSNIER, ÉDITEURS
PLACE DE L'ÉCOLE-DE-MÉDECINE

1886

A MA MÈRE

A TOUTE MA FAMILLE

A LA FAMILLE CACHEUX

Souvenir reconnaissant.

Kalt.

A MON MAITRE

M. LE PROFESSEUR PANAS

A M. LE PROFESSEUR MATHIAS DUVAL

A MES AUTRES MAITRES EN OPHTALMOLOGIE

MM. DE WECKER ET LANDOLT

RECHERCHES ANATOMIQUES ET PHYSIOLOGIQUES

SUR LES

OPERATIONS DE STRABISME

INTRODUCTION

Nous nous proposons dans ce travail d'étudier les modifications anatomiques et physiologiques apportées à l'appareil moteur du globe oculaire et du globe lui-même par les opérations chirurgicales dirigées contre le strabisme.

Notre intention n'est pas d'examiner ici les différentes variétés de strabisme, leurs causes, les méthodes opératoires qui leur sont applicables. Nous voulons seulement résoudre la question suivante : Une opération de strabisme, reculement, avancement musculaire ou capsulaire, ayant été faite, quels sont les phénomènes qui se passent dans le foyer opératoire à partir du moment de l'opération jusqu'à la consolidation complète des parties nouvellement mises en rapport les unes avec les autres?

Mettant à profit les données précises que nous possédons actuellement sur l'appareil moteur du globe et la capsule de

Ténon, nous chercherons à tirer de la comparaison des faits pathologiques une idée générale de la façon dont se comportent pendant le processus de soudure d'un muscle détaché, les divers tissus étudiés en anatomie normale.

Puis, reprenant les idées courantes en pathologie chirurgicale sur la consolidation des fractures, nous aurons à montrer qu'entre un os fracturé et un tendon détaché les analogies sont grandes, et que, pour l'os comme pour le tendon, la réunion ne se fera pas tant aux dépens des tissus divisés eux-mêmes, que par l'intermédiaire et avec l'appui des parties avoisinantes; en d'autres termes, que la conception de la formation du cal est une conception générale qui trouve son application non seulement dans la pathologie du système osseux, mais encore dans la pathologie du système tendineux spécial à l'œil.

Des faits constatés expérimentalement, nous chercherons ensuite à tirer des déductions pratiques sur le mode d'action des deux grandes méthodes opératoires qui s'adressent aux muscles oculaires, le reculement et l'avancement. Nous ferons une large part à cette nouvelle venue, l'opération de l'avancement capsulaire, opération délicate qui exige pour être accomplie avec succès une connaissance parfaite de l'anatomie normale, et dont les prétentions nettement avérées ne visent à rien moins qu'à se substituer à l'ancienne opération de Jules Guérin, l'avancement musculaire.

Dans toutes ces recherches, nous avons toujours été guidé par l'observation clinique dans le service d'ophtalmologie de l'Hôtel-Dieu, sous la direction de notre maître, M. le professeur Panas, qui n'a cessé depuis plus d'une année de nous favoriser de sa haute bienveillance. C'est à lui que revient l'idée de ce travail et c'est grâce aux facilités qu'il nous a ménagées au laboratoire de l'Hôtel-Dieu que nous avons pu le mener à bonne fin. Nous tenons à lui en exprimer toute notre reconnaissance.

Nos expériences ont porté sur dix-sept chiens, presque tous de la plus forte taille qu'il soit possible de se procurer. Leur poids variait de 35 à 40 kilos. Nous nous rapprochions ainsi beaucoup des conditions qui se rencontrent chez l'homme, ainsi qu'on pourra s'en assurer en parcourant le chapitre où nous traitons de l'anatomie de l'œil du chien.

Le fait que nos chiens ne louchaient pas avant l'opération ne pourra pas nous être objecté, puisque nous ne fondons pas nos conclusions sur des résultats extérieurement constatables, tels que la déviation, mais sur des résultats anatomiques; et nous ne voyons pas pourquoi il y aurait une différence dans la soudure d'un muscle oculaire raccourci chez l'homme atteint de strabisme fonctionnel et dans la soudure d'un muscle normal chez le chien. Dans l'un et l'autre cas, le muscle a conservé ses propriétés physiologiques essentielles.

Après un résumé d'anatomie qui n'a pour but que de rappeler brièvement la structure de l'appareil musculaire de l'œil et de la capsule de Ténon, nous entrons d'emblée dans notre sujet et nous commençons par l'opération la plus anciennement connue et la plus fréquemment exécutée: la *ténotomie* ou plutôt le *reculement musculaire*.

L'étude du *reculement* formera la *première partie* de notre travail. Elle sera suivie de l'exposé des résultats trouvés à l'autopsie et par l'examen histologique. Chaque examen histologique est le résumé des particularités trouvées dans les nombreuses préparations que nous avons faites pour chaque pièce.

Dans une *seconde partie* nous étudierons l'*avancement musculaire*.

La *troisième partie* sera consacrée à l'*avancement capsulaire*, qui, en sa qualité d'opération nouvelle, nous intéressait tout particulièrement.

Enfin, dans une *quatrième partie*, nous étudierons l'action générale des opérations de strabisme sur l'œil et ses annexes d'après nos observations cliniques et nos expérimentations.

Nous avons laissé de côté toutes les recherches historiques et bibliographiques, notre intention n'étant pas de faire une monographie complète des opérations de strabisme. D'ailleurs les recherches dans le genre des nôtres sont fort rares. Nous citerons surtout Bonnet, Boyer (1840-1843); puis l'article de de Græfe dans les *Archiv für Ophtalmologie* de 1857, un court article de M. Testut dans le *Recueil d'Opthalmologie* de 1885.

L'avancement capsulaire se trouve décrit dans la communication de M. de Wecker au Congrès d'Ophthalmologie de 1885. et dans la Thèse de M. Lainey, de la même année.

Pour l'étude de la capsule de Ténon nous nous sommes servi du *Traité de M. Sappey* et surtout des recherches de M. Motais (*Archives d'Ophtalmologie*, 1885-1886).

Nota. — Notre travail était déjà remis à l'impression quand nous avons assisté à l'intéressante communication de M. le Dr Motais, d'Angers, au Congrès d'Ophtalmologie, le 30 avril dernier.

Nous sommes heureux de constater que, sans avoir connaissance des recherches de M. Motais, nous sommes arrivé pour le rôle joué par la capsule dans les opérations de reculement, et sur la nécessité de prendre la capsule en même temps que le tendon dans l'avancement musculaire, à des résultats très analogues aux siens. Nos recherches ne pourraient pas recevoir une plus éclatante confirmation.

ORBITE CHEZ LE CHIEN

Nous n'avons pas l'intention dans ce chapitre de décrire avec détails l'orbite et les organes qui y sont contenus : os périoste, muscles de l'œil, capsule de Ténon, globe oculaire, avec les nerfs et les vaisseaux qui s'y rendent. Cette étude serait absolument superflue ici. Elle est faite pour l'homme dans tous les ouvrages d'anatomie descriptive. Nous recommandons surtout la lecture des minutieuses descriptions de M. Motais sur la capsule de Ténon, publiées dans les *Archives d'ophtalmologie* (1885-1886). Quant au chien sur lequel ont porté nos expériences, il ne présente, à notre point de vue spécial, aucune différence essentielle avec notre espèce et son appareil moteur du globe s'offre aussi bien à l'étude de la soudure d'un muscle reculé ou avancé que celui de l'homme. Nous allons donc rapidement passer en revue la paroi orbitaire, le périoste, les muscles de l'œil, avec la capsule de Ténon et l'insertion de ces muscles sur le globe.

Paroi orbitaire. L'orbite du chien n'a de paroi osseuse qu'au côté interne (ethmoïde, lacrymal) et à la moitié interne environ de la face supérieure. La moitié externe de la face supérieure, la face externe et la face inférieure sont formées par les organes environnants, muscles masticateurs. La délimitation entre ces muscles et le contenu orbitaire est établi par une membrane fibreuse épaisse, en forme de cornet, s'attachant au sommet de l'orbite, au pourtour du trou optique et du canal sphénoïdal, adhérent au côté interne à la paroi osseuse dont elle représente le périoste, et se terminant en avant sur le rebord orbitaire. Ce rebord est formé par une ceinture osseuse qui n'est interrompue qu'en haut et en dehors, sur une longueur de 1 centimètre et demi environ. Cette échancrure est limitée en haut par l'apophyse orbitaire du frontal, en bas par l'apophyse du malaire. Les deux apophyses sont réunies par un pont fibreux.

Les muscles droits s'insèrent au pourtour du trou optique.

Voici les chiffres que nous avons trouvés pour la longueur moyenne des muscles droits (chez des chiens du poids de 35 à 40 kilos.)

Droit inférieur.....	45mm5
Droit supérieur.....	45mm1
Droit externe.......	41mm8
Droit interne.......	41mm5

Ces muscles s'insèrent par un tendon long, en moyenne, pour le droit externe de 7mm, pour le droit interne de 6mm, pour le droit inférieur de 6mm, pour le droit supérieur de 5mm

Largeur des tendons : en moyenne 7mm.

L'insertion de ces tendons sur le globe est distante (moyenne de 25 observations) du bord cornéen, de :

7mm6 pour le droit externe.
7mm4 pour le droit supérieur.
6mm1 pour le droit interne.
6mm pour le droit inférieur.

Le poids de ces muscles comparé au poids des muscles correspondants de l'homme est de :

	Chien	Homme (d'après Volkmann)
Droit inférieur.........	0 gr. 61	0 gr. 67
Droit supérieur........	0 gr, 56	0 gr. 51
Droit interne..........	0 gr. 52	0 gr. 74
Droit externe..........	0 gr. 51	0 gr. 71

Le chien possède un muscle rétracteur du globe ou droit postérieur, formé de 4 faisceaux réunis par paires : la paire supérieure comprend les faisceaux supéro-externe et supéro-interne ; la paire inférieure, les faisceaux inféro-interne et inféro-externe. L'insertion fixe de ce muscle se trouve dans le canal sphénoïdal (correspondant à la fente de même nom chez l'homme et située au-dessous du trou optique). La paire supérieure s'insère à 12mm de la cornée dans l'intervalle des droits, correspondants. L'insertion des deux faisceaux inférieurs se fait à 10mm. Ces faisceaux supérieurs et inférieurs ont une longueur sensiblement égale à la longueur des muscles droits car si l'insertion antérieure est plus reculée sur le globe, l'insertion postérieure se fait dans l'intérieur du canal sphénoïdal. Cette longueur a été trouvée égale à 56 millimètres environ chez de très gros chiens.

Capsule de Ténon. — Elle présente chez le chien une disposition analogue à la disposition bien connue chez l'homme : le feuillet profond, ou capsule bulbaire, est une fine membrane lamelleuse. C'est une véritable bourse séreuse entourant le globe et envoyant des prolongements sur les insertions des muscles au globe. — Le feuillet superficiel ou capsule musculaire entoure le globe depuis l'entrée du nerf optique jusqu'au bord cornéen. Au niveau de l'équateur de l'œil elle présente une grande épaisseur et fournit des gaines aux muscles qui la perforent pour s'insérer à la sclérotique. Ces gaines, formées de tissu conjonctif dense conservent cette structure seulement dans la moitié antérieure du muscle. En arrière elles sont celluleuses.

Les muscles se trouvent ainsi reliés les uns aux autres dans la région équatoriale par la capsule musculaire qui les rend en quelque sorte solidaires les uns des autres. En réunissant les uns aux autres les bords latéraux des tendons, la capsule forme les expansions latérales du tendon dont le rôle est de répartir la traction du muscle suivant une surface d'insertion beaucoup plus étendue que ne l'est la simple insertion tendineuse.

De l'extrémité antérieure du corps de chaque muscle droit se détache, à la face superficielle, une lame aponévrotique allant s'insérer au rebord orbitaire. C'est l'aileron ligamenteux d'arrêt, ou tendon d'arrêt. De même que chez l'homme, cet aileron se dédouble au niveau du petit oblique, muscle à direction transversale, auquel il forme une gaine. L'aileron correspondant au droit supérieur est composé de deux faisceaux divergents pour laisser un passage au muscle releveur de la paupière. Il relie néanmoins aussi la face superficielle du droit supérieure à la face inférieur du releveur.

Mentionnons surtout encore le feuillet réfléchi de la capsule musculaire, feuillet qui se détache de la face profonde du corps des muscles droits et se jette sur le globe dont il tapisse l'hémisphère postérieur. Nous aurons à parler plusieurs fois de ce feuillet dans le courant de notre étude.

Globe oculaire. Il est plus petit que le globe humain. Son diamètre antéro-postérieur mesure environ 21 millimètres. Le diamètre transversal mesure 23^{mm}. L'œil est aplati d'avant en arrière et éveille l'idée d'un œil fortement hypermétrope. Disons toutefois qu'une déduction semblable ne serait vraie que pour l'homme et non pas pour le chien dont les milieux réfringents sont bien différents de ceux de l'œil humain.

PREMIÈRE PARTIE

RECULEMENT

Après la section du tendon au niveau de son insertion, le muscle se rétracte d'une longueur variable suivant l'étendue du dégagement de la conjonctive et de la capsule. Sur le chien, ce reculement de l'extrémité antérieure du muscle est en moyenne de 6 millim.; mais il faut tenir compte de la situation, interne ou externe du muscle reculé. Ainsi sur 5 reculements du droit interne (Nos 1, 10, 13, 17, 10) la distance de la nouvelle insertion au bord scléro-cornéen a été de 4^{mm},5, 6^{mm}, 8^{mm} à 10^{mm}, 7^{mm}, 6^{mm}. Ce n'est qu'exceptionnellement et en déterminant des dégagements considérables que l'on obtient un reculement tel que le tendon détaché ne soit plus en contact avec la sclérotique que par une bande fibreuse de nouvelle formation ainsi que nous l'avons constaté pour le N° 16, droit interne. Dans ce cas nous avions volontairement exagéré l'effet de la ténotomie afin de faciliter le plus possible le plissement du tendon du droit externe avancé par avancement capsulaire.

Pour le droit externe nous avons trouvé les chiffres suivants: (Nos 1,2,10,11,12,13): 7^{mm}, 5^{mm}, 0^{mm}, 7^{mm}, 6^{mm}, 6^{mm}. Ces chiffres sont un peu plus forts que ceux que nous avons trouvés pour le droit interne. Mais bien que nous n'ayons pas pu déterminer expérimentalement la supériorité d'action du droit interne sur le droit externe chez le chien, il ne reste pour nous pas le moindre doute que cette infériorité soit bien réelle. Elle est une conséquence directe des efforts fréquents de convergence qui interviennent, à un moindre degré, il est vrai, chez le chien comme chez l'homme, la vision binoculaire étant, dans la plupart des races, possible jusqu'à une distance assez rapprochée, ainsi que tout le monde a eu facilement l'occasion de le constater.

Quelle est la résistance qui empêche le muscle de se rétracter à plus de 7 millimm. en arrière de son insertion? Cette résistance est connue depuis longtemps ; elle est due aux connexions aponévrotiques qui unissent les bords latéraux des muscles droits les uns aux autres de façon à entourer le globe oculaire d'un véritable anneau fibreux adhérant en avant au rebord orbitaire. C'est là ce que nous appelons la capsule musculaire ou capsule externe.

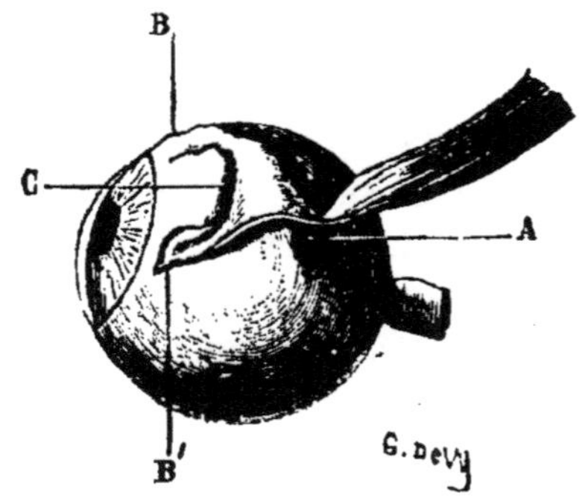

Fig. 1.

Chien n° 12. — O. G.

Reculement.

A. Néo-insertion du tendon.

B B'. Capsule unissant la face superficielle de l'ancien tendon et du muscle au pourtour cornéen. Cette capsule est échancrée en C (point d'entrée des ciseaux). Elle a l'aspect d'une fourche et la saillie qu'elle forme est due à l'épaississement inflammatoire. Latéralement elle se continue avec le reste de la capsule musculaire qui est beaucoup plus mince et qui a été enlevée ici.

Qu'on vienne à détacher l'insertion tendineuse, le mouvement de recul du muscle sera limité précisément par ces adhérences latérales et l'effet se traduira par la formation de deux brides fibreuses, écartées en forme de fourche dont le sommet se trouverait au niveau du point où la capsule musculaire adhère le plus fortement au muscle, tandis que les deux branches se dirigeraient chacune vers l'un des muscles droits voisins. En raison de l'adhérence du bord antérieur de la capsule musculaire qui, sous le nom de tissu sous-conjonctival, s'étend jusqu'au bord scléro-cornéen, les branches de la fourche se continueront sous forme de plis ou de rides jusqu'au bord scléro-cornéen. (V. N° 12 O G, figure 1).

Quant au tendon détaché, obéissant à sa rétractilité propre, il se raccourcit et forme un petit cône fibreux qui coiffe l'extrémité du muscle.

On comprend qu'en dégageant au loin sur les côtés du tendon, dans la direction des muscles droits voisins, les connexions de la capsule musculaire, le point où le moignon du tendon viendra s'appliquer sur la sclérotique, ou plutôt sur le tissu fibreux qui la double, sera plus ou moins reculé. Il pourra même se faire que les adhérences capsulaires auront été tellement libérées sur les côtés que le tendon ne reste plus en contact avec la surface sphérique du globe, mais flotte, pour ainsi dire, en arrière de lui. Et pourtant, même dans ce cas, l'autopsie révèlera au bout d'un certain temps l'existence d'une bande fibreuse intermédiaire entre ce tendon et l'hémisphère antérieur du globe. Nous aurons à examiner plus loin le mécanisme de sa production.

Les adhérences latérales de la capsule musculaire ne sont pas les seules qui empêchent un reculement exagéré du muscle. Nous savons que de la face externe de l'extrémité antérieure du corps charnu du muscle se détache une bandelette fibreuse, contenant même quelques fibres musculaires lisses dans son extrémité antérieure, et qui va s'insérer sur le bord osseux de l'orbite. C'est l'aileron ligamenteux ou tendon d'arrêt développé surtout au niveau des droits interne et externe, mais qui existe également pour les droits supérieur et inférieur. Le tendon du muscle et cet aileron ligamenteux limitent ainsi entre eux un espace triangulaire, ouvert en avant, et doublé en dedans par la capsule bulbaire unie à la capsule musculaire. La conjonctive descend également dans ce cul-de-sac dont elle revêt les deux parois. C'est le cul-de-sac conjonctif.

Lorsque les ciseaux détachent la conjonctive, puis le tendon du globe, cet aileron reste intact et sa face interne, mise à nu, viendra s'appliquer contre le globe.

Mais le globe lui-même n'est pas complètement mis à nu par cette opération. Nous nous rappelons qu'en arrière de l'insertion du tendon le feuillet profond, sous-musculaire de la capsule externe se replie en arrière pour se jeter sur le globe et le recouvrir jusqu'à l'entrée du nerf optique. Si le crochet à strabisme n'a chargé exclusivement que le tendon, et si les ciseaux n'ont pas fait d'échappée dans la profondeur de façon à ouvrir ce cul-de-sac de la capsule, on comprend que la face profonde du muscle continuera à être unie au globe par l'intermédiaire de ce feuillet capsulaire simplement tiraillé en arrière. Si le cul-de-sac a été ouvert, le tendon viendra s'appliquer sur la face superficielle de ce feuillet fibreux resté adhérent au globe.

Le canal créé par l'opération aura donc pour parois : *en dedans*, la sclérotique mise à nu depuis le point d'entrée des cisaux jusqu'à l'insertion du tendon, et au-delà de cette insertion, la sclérotique doublée de sa capsule bulbaire, ou interne, recouverte elle-même par le feuillet profond réfléchi de la capsule musculaire ou externe.

En dehors le canal aura pour paroi : l'aileron ligamenteux d'arrêt unissant le rebord orbitaire à l'extremité antérieure de la face externe du corps du muscle sous forme d'une bande fibreuse. Dans sa partie antérieure cette bande est doublée par la conjonctive et par le tissu celluleux dit sous-conjonctival, et correspond au globe dénudé et à la partie antérieure du cul-de-sac capsulaire. La partie postérieure de l'aileron, doublée du tendon rétracté, est à nu et correspond au feuillet réfléchi de la capsule externe, feuillet qui, nous le savons, adhère au globe.

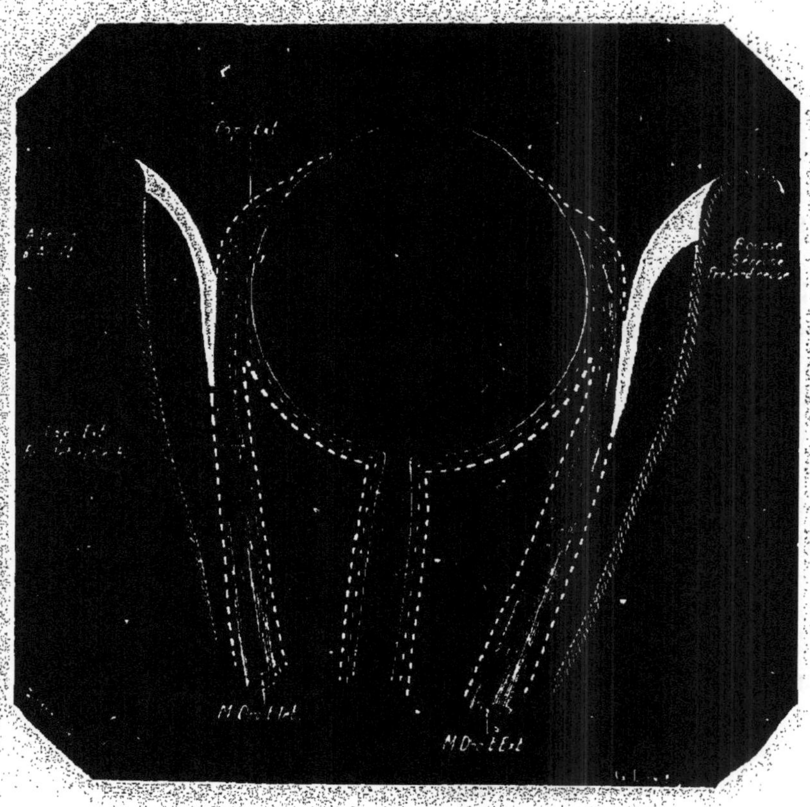

Fig. 2.

(D'après une figure de M. Motais, Arch. d'ophtalm., avril 1886).

Sous l'influence de l'irritation traumatique ces parties ont toute tendance à s'accoler l'une à l'autre. Mais une soudure intime

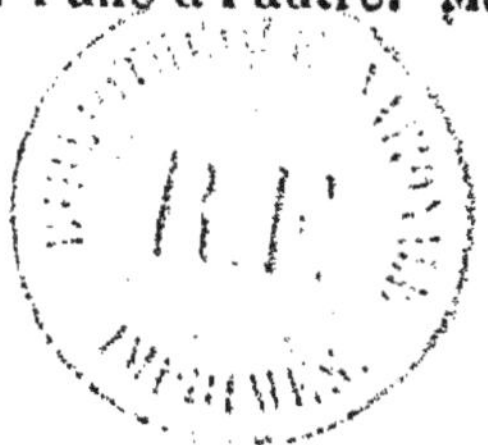

entre la sclérotique et l'aileron d'arrêt aurait pour résultat l'union du globe avec une paroi tendue et immobile et les mouvements de rotation se trouveraient ainsi très gênés.

Cette conception qui tout d'abord paraît théorique, trouve néanmoins sa confirmation dans les faits. Sur 10 reculements dans lesquels les adhérences entre le tendon d'arrêt et la sclérotique, ou plutôt les couches fibreuses qui recouvrent cette membrane, sont notées, nous trouvons : adhérences bien appréciables, 6 fois, et sur ces 6 cas il est noté 3 fois que la soudure était intime. Dans les 3 autres cas la soudure était faible. L'étendue du traumatisme ne paraît pas pouvoir être incriminée, car cette soudure ne s'est pas produite alors que le reculement du muscle était considérable. On ne peut pas non plus incriminer l'immobilisation de l'œil, nos animaux ayant toujours été laissés sans pansement après l'opération.

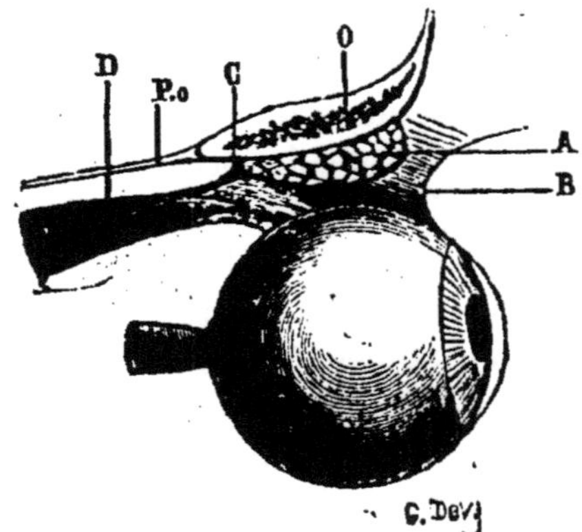

Fig. 3.

Obs. IX. — Chien n° 1. — O. G. Dr. est. reculé. Survie 66 jours.

A Glande lacrymale dans sa loge.

B. Cul-de-sac conjonctival.

C. Tendon d'arrêt se confondant avec la loge lacrymale.

D. Droit externe reculé. L'extrémité de l'ancien tendon est terminée par un nodule fibreux d'où partent des travées qui se rendent à la sclérotique.

Remarquer les adhérences qui unissent le globe avec la loge lacrymale et ec l'aile vron d'arrêt.

On comprend donc qu'une limitation notable dans le mouvement du globe du côté du muscle détaché ne doive pas toujours être mise sur le compte d'un reculement exagéré. Des adhérences entre la sclérotique et la paroi orbitaire pourront produire un résultat semblable en opposant à un muscle déjà affaibli une résistance très appréciable.

Néanmoins nous pensons que dans la plupart des cas le muscle, en reprenant énergiquement ses contractions, arrive à mobiliser suffisamment des adhérences lâches pour que l'importance de ces dernières devienne négligeable.

Si la face interne de l'aileron d'arrêt doit éprouver des difficultés à contracter des adhérences solides avec le globe en raison de la mobilité incessante de cet organe, il n'en est plus de même de la face interne du tendon détaché maintenu contre le globe par des brides fibreuses formées par les deux côtés de la fourche aponévrotique dont nous avons parlé, et participant à tous les mouvements que le muscle imprime au globe par l'intermédiaire de la capsule. Cette face interne se trouvera dans de bonnes conditions d'affrontement, et la soudure se fera non pas avec la sclérotique, mais avec une membrane relativement peu adhérente avec la sclérotique, la capsule musculaire réfléchie doublée de la capsule bulbaire. Ces deux membranes capsulaires vont s'infiltrer de cellules embryonnaires en même temps qu'un exsudat plastique analogue va se faire au niveau de l'extrémité du tendon détaché, à sa face profonde et sur toute la surface externe de la capsule réfléchie jusqu'au niveau du point d'entrée des ciseaux. Même exsudat à la face interne de l'aileron d'arrêt. Il va se former des adhérences entre l'aileron d'arrêt et la sclérotique doublée de la capsule, d'une part, et d'autre part entre l'extrémité du moignon de tendon et cette même capsule musculaire réfléchie.

Mais le groupement de ces adhérences variera suivant que le reculement a été moyen ou considérable.

S'il a été moyen (au-dessous de 5 à 6mm) il se formera : des adhérences entre l'aileron d'arrêt et le globe; des adhérences entre l'extrémité du moignon de tendon et le globe recouvert, ainsi que précédemment, par la capsule réfléchie et la capsule bulbaire; enfin des adhérences entre le corps du muscle et le globe, toujours doublé de sa capsule réfléchie.

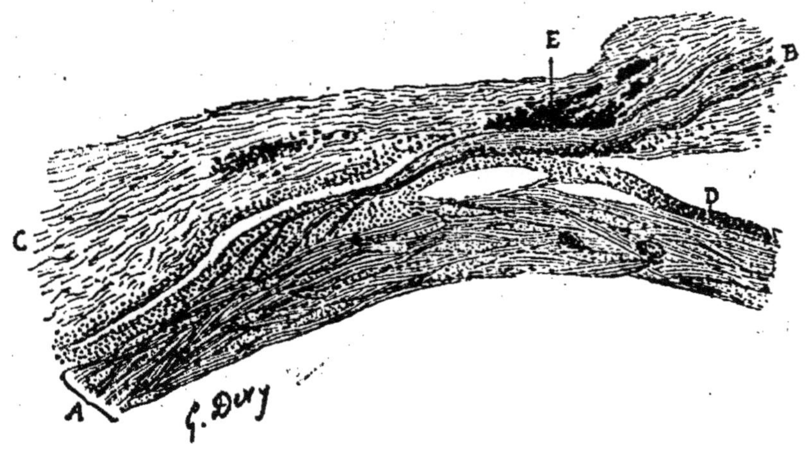

Fig. 4.

Obs. II. — Chien n° 12. — O. G.

Droit externe reculé. — 5e jour.

A. Sclérotique.

B. Extrémité du muscle se continuant avec le tendon. L'extrémité antérieure du tendon et sa face proforde ont pris des adhérences avec les capsules bulbaire et musculaire réfléchie (D) recouvrant la sclérotique. Ces deux membranes tiraillées se soulèvent en forme de travées fibreuses ayant l'apparence d'un lacis. Ces travées sont consituées par du tissu adulte.

C. Aileron d'arrêt allant au rebord arbitaire.

E. Foyers hémorrhagiques.

La face profonde de l'aileron d'arrêt, les capsules bulbaire et musculaire réfléchie (D), sont infiltrées de cellules jeunes.

(D'après un dessin et les préparations de l'auteur.)

Gross, 40 diam.

On comprend que la capsule réfléchie unie à la capsule bulbaire qui recouvrent la sclérotique, formées toutes deux par un tissu conjonctif lâche, se prêtent assez facilement aux tiraillements qu'exerceront sur elles le muscle et sa dépendance, la capsule, qui y sont nouvellement soudés. Les mailles conjonctives chargées de cellules embryonnaires se laisseront étirer au niveau de l'affrontement de l'aileron, mais aussi, et surtout, au niveau de l'extrémité du tendon du muscle. D'où la formation de travées celluleuses, constituées en partie par du tissu adulte, et qui créeront au tendon une véritable insertion en nappe, couvrant la sclérotique de minces travées fibreuses sur une surface souvent assez considérable. Sur les côtés ces travées peuvent s'étendre jusqu'aux insertions des muscles droits voisins. Elles forment ainsi un véritable éventail et cette disposition met bien en évidence le mécanisme de la formation de ces travées. Si en effet l'adhérence de l'extrémité du tendon et de l'aileron s'opérait immédiatement avec une surface résistante comme la sclérotique, sans interposition de la capsule, on verrait ces parties s'insérer à pic sur la sclérotique ou, du moins, les adhérences, si elles cédaient à la traction, prendraient au niveau de l'extrémité du moignon de tendon une direction parallèle à la direction du muscle, c'est-à-dire antéro-postérieure. Or, il se trouve, au contraire, qu'elles ont une direction rayonnée en éventail, ce qui vient bien à l'appui de notre manière de voir. (Obs. IV et VI). En avant ces travées se continueront avec la gangue cicatricielle développée au-dessous de la conjonctive bulbaire détachée. En arrière des travées cicatricielles pourront se développer dans le tissu conjonctif lâche qui unit la face profonde du corps du muscle avec la face externe de la capsule musculaire réfléchie doublant le globe.

Il résultera de ce mode de soudure du tendon au globe par des travées multiples faisant adhérer l'extrémité du corps du muscle et sa face profonde sur une surface très allongée d'avant en arrière, un enseignement que le chirurgien ne devra pas oublier quand il pratiquera la ténotomie sur un muscle qui a déjà antérieurement subi pareille opération : il ne faut pas se contenter de charger sur le crochet un gros faisceau de fibres cicatricielles qui paraissent former le néo-tendon. Il faut porter le crochet au loin en arrière dans la direction du nerf optique. On sera souvent étonné de trouver à cette grande profondeur des adhérences qu'on n'aurait pas soupçonnées, et qui, négligées, auraient fait manquer absolument le but désiré. Nous connaissons au moins deux cas où l'omission de ce précepte a eu pour conséquence un résultat négatif après une ténotomie secondaire.

Cette existence des adhérences profondes a, du reste, été vérifiée non seulement sur les chiens que nous avons opérés, mais encore sur l'homme, et nous pourrions citer à l'appui deux observations prises par nous-même.

En avant, sous la conjonctive bulbaire, ces travées cicatricielles peuvent souvent s'avancer fort loin, même jusqu'au niveau du bord cornéen.

Le chien n° 2, O. G. (Obs. VIII) nous a présenté sur son droit externe reculé de 9mm (16mm en arrière de la cornée) un épaississement remarquable du feuillet réfléchi de la capsule musculaire, uni d'un côté à la capsule bulbaire, de l'autre à la conjonctive bulbaire et à la conjonctive tapissant le cul-de-sac. Normalement le cul-de-sac conjonctival externe a une profondeur de 6mm environ. Dans ce cas sa profondeur était de 14mm. L'aileron ligamenteux ne pouvait donc pas être adhérent au globe, si ce n'est immédiatement au niveau de l'insertion du droit externe. Or, nous avons trouvé une épaisse lame fibreuse recouvrant l'extrémité du muscle, l'insertion du tendon, et se prolongeant, en adhérant intimement à la sclérotique, jusqu'à 6mm en arrière de la cornée. C'était évidemment au feuillet réfléchi de la capsule musculaire, fortement épaissi, qu'était due surtout l'existence de cette lame fibreuse. L'opération remontait à 20 jours.

L'examen anatomique du droit interne, droit du chien n° 10

(obs. VII) montre bien le mécanisme par lequel un muscle détaché de son insertion avec dégagement large de ses adhérences capsulaires latérales, de manière à déterminer un reculement considérable, se rattache de nouveau à l'hémisphère antérieur du globe. L'extrémité antérieure, charnue, du muscle, était située à 25^{mm} en arrière du bord cornéen (au lieu de 13 à 15^{mm}, chiffre habituel). Cette extrémité se continuait par un épais trousseau fibreux, paraissant représenter le tendon, long de 10^{mm}. Ce trousseau lui-même s'étalait en une lame de tissu cicatriciel présentant l'aspect d'un treillis formé de travées cicatricielles antéro-postérieures et obliques. Cette lame avait une longueur de 4^{mm}, une largeur de 10^{mm}. Son bord antérieur adhérait par des dentelures à la sclérotique et aussi à la conjonctive bulbaire. En tirant sur le muscle on tendait : le tendon, la membrane cicatricielle, la conjonctive doublée de tissu épiscléral (capsule bulbaire et musculaire) jusqu'au bord cornéen. La face profonde de la lame de tissu cicatriciel était partiellement mobile sur la sclérotique.

Or, voici ce que nous a montré l'examen histologique : l'ancien tendon forme une petite masse fibreuse taillée en biseau à l'extrémité du muscle ; le bord du biseau tourné vers le globe se continue par un tissu de nouvelle formation, formé de cellules embryonnaires et d'un stroma conjonctif jeune, contenant de nombreux capillaires, tandis que le tissu conjonctif voisin est pauvre en vaisseaux (injection au bleu de Prusse).

Cette bande très courte de tissu conjonctif jeune unit l'ancien tendon à une bande de tissu conjonctif adulte qu'on peut suivre jusqu'à la sclérotique, où elle se termine graduellement. Quant à la face du muscle opposée au globe, elle est doublée d'une lame de tissu conjonctif adulte qui s'en sépare bientôt et s'éloigne du globe. C'est le tendon d'arrêt se rendant au rebord orbitaire externe.

Il est donc certain que le moignon de l'ancien tendon est

uni par une courte bande de tissu jeune à une longue bande de tissus conjonctif adulte qui va se terminer sur la sclérotique en s'avançant jusqu'à la périphérie cornéenne.

Or cette bande de tissu adulte, préexistant à l'opération, ne peut être que la capsule bulbaire doublée du feuillet à direction rétrograde que la capsule musculaire envoie au globe. Ces deux feuillets épaissis par l'inflammation traumatique et renforcés en avant par le cul-de-sac conjonctival, qui, lui aussi, a pris des adhérences avec le globe, se sont adaptés à leurs fonctions nouvelles et ont pris peu à peu l'apparence grossière d'un tendon.

On comprend que la face profonde de ce néo-tendon ne se soude pas à la sclérotique et glisse librement sur elle, cette soudure ayant été empêchée par les tiraillements incessants du muscle qui, tout raccourci qu'il est, n'en a pas perdu pour cela ses propriétés de contractilité.

Boyer, dans ses expériences sur les animaux en 1841, avait déjà signalé l'existence d'une lame cellulo-fibreuse unissant le muscle reculé à la sclérotique. Une autopsie pratiquée par lui trois ans plus tard montra, après une ténotomie du droit interne droit, le muscle se continuant par un tendon de 11^{mm} de longueur (au lieu de 3^{mm} que présentait le tendon du droit interne gauche) inséré à 9^{mm} de la cornée (au lieu de 7^{mm}), Bonnet, dans deux autopsies d'yeux humains opérés six mois auparavant, trouva le bout postérieur du muscle réuni au bout antérieur au moyen d'une bandelette blanche cellulo-fibreuse de nouvelle formation, dit-il.

Combien de temps faut-il pour qu'une certaine adhérence se soit produite entre le muscle et le globe? L'autopsie du chien n° 15 (obs. I), mort accidentellement environ vingt heures après l'opération, pourra nous donner quelques renseignements : sur l'œil droit nous trouvons le droit interne reculé; le tendon était reporté en arrière et rétracté tout contre l'extrémité du corps musculaire. Aucune adhérence ne le reliait au globe; la capsule musculaire était simplement épaissie, d'un aspect grisâtre, non adhérent. Au contraire, sur O G, le choanoïde inféro-interne, détaché par erreur à la place du droit inférieur, n'avait, à la vérité, pas pris d'adhérence encore, mais la capsule musculaire s'était si bien accolée au globe, qu'il nous fut difficile de trouver la voie suivie par les ciseaux. L'adhérence de cette membrane au globe ne saurait mieux se comparer qu'à l'adhérence d'une bande de papier gommé humectée à une autre feuille de papier et détachée avant dessiccation.

Cet accolement montre que les adhérences sont précoces dans le cas où l'application de la capsule sur le globe se fait d'une façon intime et où les parties voisines serrées dans un étroit espace empêchent tout déplacement exagéré des surfaces prêtes à s'unir.

On admet généralement que la soudure se fait au bout de deux à trois jours. Nous n'avons pas d'autopsie faite à cette époque. Notre chien n° 12 (obs. II) sacrifié au cinquième jour, nous montre une adhérence déjà solide du muscle droit externe gauche à la sclérotique.

DÉTACHEMENT INCOMPLET DE L'INSERTION TENDINEUSE

Il nous est arrivé deux fois de laisser intacte une partie du tendon du muscle, la moitié ou même davantage des fibres tendineuses ayant été détachées. Nous avons réalisé ainsi sans le vouloir une méthode employée par certains chirurgiens pour réduire à un minimum l'effet d'une ténotomie.

Dans les deux cas (obs. VI et VIII) la partie restée adhérente a conservé son aspect normal et ne paraît nullement altérée. Mais sur la partie détachée nous avons constaté un reculement d'un degré égal à celui qu'on obtient par une opération intéressant la totalité des fibres avec dégagement modéré des adhérences capsulaires latérales. Sur l'un, le droit interne gauche, la partie non reculée correspondant au bord supérieur du tendon, était éloignée de 8mm du bord de la cornée; puis l'insertion se continuait obliquement de haut en bas et et d'avant en arrière, de manière à aboutir à un point distant de la cornée de 12mm. On avait ainsi une insertion oblique. Il est évident que la portion du muscle inséré à 12mm de la cornée devait exercer sur le globe une action beaucoup plus faible que la portion restée adhérente à 8mm.

De même pour le droit inférieur droit dans l'observation VI, muscle détaché par erreur sur un animal très agité et mal anesthésié, le bord externe du muscle s'insère à 8mm de la cornée, tandis que le bord interne est distant de 14mm. Le néo-tendon est formé de tissu conjonctif lâche, rosé, avec nodules fibreux durs au niveau de sa jonction avec les fibres musculaires. Ce néo-tendon a une longueur de 12mm, une largeur de 6mm au niveau de l'extrémité du muscle et de 12mm au niveau de l'insertion scléroticale. Ici encore le tendon primitif a été réduit à un court moignon à extrémité cicatricielle, se continuant par une bande fibreuse de nouvelle formation s'insérant en éventail sur la sclérotique.

Au point de vue de l'action sur les mouvements du globe, nos conclusions seront les mêmes que dans le cas précédent La portion de muscle correspondant à la moitié interne reculée. du tendon doit avoir sur le globe une action très atténuée. La contraction de cette portion s'exerçait bien certainement comme par le passé, par l'intermédiaire de la portion de tendon reculée correspondante et non pas par la portion de tendon restée insérée à 8mm; autrement un reculement de 6mm ne se serait jamais produit.

Ici comme dans le cas précédent, l'aileron d'arrêt adhérait à la face superficielle du tendon.

Aspect du tendon à différentes époques après le reculement. — Les autopsies que nous avons faites nous ont montré des différences notables dans la forme, l'étendue et l'aspect du tendon à différentes époques après le reculement. A l'état normal le tendon se présente sous forme d'une mince bandelette d'un blanc nacré. Chez le chien, sa longueur est en général de 1^{mm} à 1^{mm} 5 plus faible que sa largeur. Mais les variations individuelles sont très grandes. La longueur est en moyenne de 5 à 7^{mm} pour les tendons des droits interne et externe, tandis que nous avons trouvé plusieurs fois 8^{mm}, 8^{mm} 5, 9^{mm} pour le tendon du droit externe et du droit inférieur.

Au 5ᵉ jour de l'opération nous avons trouvé l'extrémité du muscle ecchymotique. Le tendon était jaunâtre, épaissi, difficilement reconnaissable. Un exsudat plastique avait transformé le tendon et la capsule en une masse presque homogène.

Au 7ᵉ jour nous avons trouvé l'extrémité du tendon épaissie difficilement reconnaissable. Une gangue épaisse de tissu nouveau unissait en avant de l'insertion, l'aileron d'arrêt à la sclérotique.

Au 21ᵉ jour le tendon parut formé de tissu conjonctif lâche, rosé, avec nodules fibreux durs.

Deux mois après le reculement nous avons trouvé : dans un cas un tendon épais de 1^{mm} 5, large de 3^{mm}, long de 5^{mm}, d'apparence cicatricielle, terminé par un bord noueux, renflé.

La capsule de Ténon et l'aileron d'arrêt étaient considérablement épaissis.

Dans l'autre cas, le tendon avait une épaisseur de 0^{mm} 5, une largeur de 3^{mm}, une longueur de 5^{mm}. Il était d'apparence blanchâtre et se continuait par un bourrelet terminal d'où partaient des travées conjonctives allant à la sclérotique.

L'aileron d'arrêt était très épaissi, non séparable.

Ces deux derniers cas où le tendon avait gardé une longueur de 5^{mm} sont absolument exceptionnels. Dans tous les autres, cette longueur est beaucoup moindre. Quand on pratique des coupes de l'extrémité du muscle on trouve habituellement le tendon primitif réduit à un petit moignon conique dont le sommet recourbé en bas donne insertion à des travées conjonctives qui le continuent vers le globe.

A l'œil nu on trouve alors une petite masse jaunâtre ou blanchâtre qui coiffe l'extrémité du muscle.

Examen histologique de la nouvelle insertion. — Cet examen a été pratiqué pour tous nos chiens. Il nous a montré ce fait important que la nature emploie ici dans la réunion du tendon à la sclérotique des moyens analogues à ceux qu'elle met en œuvre dans d'autres parties de l'organisme pour assurer la réunion de tissus accidentellement divisés.

Ce problème de la réunion de deux segments d'un tissu divisé dans sa continuité devrait depuis longtemps déjà se poser à l'esprit des chirurgiens et c'est pour le tissu osseux que cette étude a été faite tout d'abord. Rappelons brièvement les phénomènes que l'on observe pendant la consolidation d'un os long fracturé :

Dans une première période on constate entre les fragments et dans le voisinage du foyer de la fracture un épanchement de sang qui se coagule en partie, mais redevient bientôt fluide en se mélangeant à la sérosité épanchée. Les extrémités osseuses sont bientôt reliées l'une à l'autre par un manchon d'aspect fibreux qui entoure les fragments. Ce manchon se continue avec le périoste épaissi. Par sa face externe il répond aux muscles voisins. Par sa face interne, il est en contact avec le sang et le sérum interposés entre les extrémités de l'os brisé. La virole externe de Dupuytren est ainsi constituée.

La seconde période est marquée par l'augmentation de densité de cette virole externe, par son organisation, qui lui a valu le nom de capsule musculo-périostique. L'apparition d'éléments cartilagineux contribuera encore à consolider cette capsule.

En même temps la moelle du canal médullaire prolifère. Il

se forme un bouchon intermédiaire entre les deux fragments. C'est la virole interne. Cette virole est beaucoup moins accusée que l'externe. Les extrémités osseuses offrent les signes de l'ostéite.

La réparation extérieure aux dépens du périoste et des tissus voisins est plus avancée à cette période que celle qui a lieu aux dépens des autres parties : moelle et extrémités osseuses.

Dans une troisième période la virole externe et la virole interne s'ossifient et constituent le cal provisoire. Pour que ce cal devienne définitif il faudra que la virole externe diminue de volume et que la virole interne se raréfie de façon à rétablir la continuité du canal médullaire. Il ne restera plus alors qu'un anneau osseux qui réunira l'une à l'autre les extrémités fracturées.

Dans certains cas il peut être difficile ou même impossible de reconnaître une ancienne fracture.

Nous ne trouverons pas, bien entendu, un processus aussi compliqué dans la réunion d'un tendon détaché à la sclérotique. Le but à atteindre étant de souder l'un à l'autre des organes formés de tissu fibreux et de les unir par un lien de substance conjonctive, le troisième stade, ou stade d'ossification du cal, disparaît dans le parallèle que nous pouvons établir.

Soudure du muscle. — Epanchement de sang dans le canal créé par les ciseaux et dans les mailles de la capsule bulbaire lâche. Application de la capsule externe ou de l'aileron sur la sclérotique. Prolifération abondante des cellules plasmatiques, de la capsule bulbaire mise à découvert depuis l'entrée des ciseaux jusqu'à 2-3^{mm} en arrière de l'insertion du muscle. En arrière de ce point, prolifération dans la capsule musculaire réfléchie.—Dans la paroi externe : prolifération de la capsule musculaire rejetée en dehors par les ciseaux en même temps que la conjonctive qui la recouvre; prolifération de la face interne de l'aileron d'arrêt, de l'extrémité tendineuse, puis de la capsule musculaire qui recouvre la face bulbaire du corps du muscle. La prolifération cellulaire dans cette capsule musculaire ne va pas au-delà de quelques millimètres en arrière de la naissance du tendon.

Les surfaces ainsi recouvertes d'une masse embryonnaire de consistance molle, gluante, ne tardent pas à s'accoler. Pour le chien n° 15, qui fait le sujet de l'observation I, (O G choanoïde inféro-interne), cet accolement était déjà réalisé au bout d'une vingtaine d'heures; le tendon seul n'avait pas contracté d'adhérences. Les conditions pour l'agglutination de la capsule étaient ici particulièrement favorables : l'insertion du muscle étant située fort en arrière de la cornée (10^{mm}) et la capsule étant maintenue latéralement par ses adhérences aux droits interne et inférieur. L'accolement était si intime que nous avons eu peine à reconnaître le passage créé par les ciseaux Ainsi que nous l'avons déjà dit, nous avons comparé l'adhérence de la capsule au globe, à la résistance qu'on éprouve à séparer deux bandelettes de papier gommé humectées, avant la dessiccation.

Au contraire, sur l'œil droit du même animal nous avons trouvé le droit interne reculé, 20 heures auparavant sans adhérence aucune avec le globe soit par son tendon, soit par sa capsule. C'est qu'ici la capsule n'avait pas été retenue latéralement par des adhérences aux muscles droits voisins, dont l'insertion se faisait dans un même plan transversal. La distance, de plus, qui sépare le droit interne des droits supérieur et inférieur est beaucoup plus considérable que celle qui sépare un choanoïde de deux muscles droits voisins.

Ces raisons suffisent pour expliquer le défaut d'adhérences que présentait le droit interne droit. Mais nous pouvons tirer de ce fait la conclusion que toutes les fois que la capsule a conservé des adhérences solides au voisinage immédiat du tendon reculé, ou ce qui revient au même, que le dégagement capsulaire qui a précédé la ténotomie, a été très faible, dans ces cas, disons-nous, on peut compter sur une adhésion de la capsule au globe très-précoce, pouvant s'effectuer en moins de 20 heures.

Dans les autres cas, il faudra beaucoup plus de temps, 36 à 48 heures.

Mais cette adhérence ne sera réellement solide que pour la capsule. Représentons-nous bien, en effet, l'aspect d'une coupe histologique fait dans un cas de reculement récent datant de 5 jours. (Obs. II O. G.) La capsule épaissie (fig. 4) adhère au globe depuis le point d'entrée des ciseaux jusqu'à 4mm environ en arrière, où se fait l'adhérence du tendon détaché à la sclérotique par l'intermédiaire de minces travées celluleuses infiltrées de cellules embryonnaires. En largeur, cette adhérence se fait sur un trajet d'au moins 8 à 10mm. La mince couche embryonnaire recouvrant la sclérotique d'un côté, la capsule musculaire de l'autre, n'a certainement pas plus de 1/6 ou 1/8 de millimètre d'épaisseur. Cette faible épaisseur de la couche embryonnaire, si molle et si tendre, combinée à une surface très étendue, est évidemment une condition favorable à un accolement solide précoce.

Au contraire les fibres ondulées les plus ultimes du tendon sont réunies à la sclérotique par des travées embryonnaires longues de 1mm 5, et en avant et en arrière de ce néo-tendon embryonnaire, existe un espace clair, long, sur les coupes, de 1/2 à 1mm, où aucune adhérence entre les parties détachées et la sclérotique ne peut être constatée. — Dans d'autres préparations, il est vrai, ces espaces clairs n'existent pas et le tendon est uni au globe par une épaisse masse embryonnaire mollasse et offrant peu de résistance à la traction.

La dissection des pièces fraiches nous a aussi parfaitement permis de juger de la résistance comparative des adhérences du tendon et de la capsule.

Nous rappelant, d'autre part, que la face superficielle du muscle, ainsi que son extrémité antérieure, sont intimement unies à la capsule de Ténon qui leur forme une véritable gaîne nous en conclurons que le seul lien vraiment résistant qui unit le muscle reculé à la sclérotique, est la capsule de Ténon Nous ne parlons évidemment ici que des adhérences établies au niveau du canal opératoire, et nullement des plis de la capsule émanant en forme de fourche de l'extrémité du muscle reculé et se perdant latéralement sur la sclérotique.

Revenons aux phénomènes qui se passent autour d'un foyer de fracture. Les premiers liens, les plus importants de beaucoup, qui rattachent l'un à l'autre les fragments osseux sont formés par la virole externe qui, anatomiquement, est une capsule musculo-périostique. Les masses embryonnaires qui unissent les extrémités osseuses sont évidemment de résistance presque négligeable. L'analogie entre cette capsule musculo-périostique et le manchon capsulaire qui unit le muscle à la sclérotique, nous paraît frappante et digne d'être remarquée.

Nous savons que dans les cas de reculement considérable le tendon peut ne prendre que des adhérences directes fort éloignées avec le globe, mais s'y rattacher par une bande fibreuse que l'examen histologique montre être formée par un tissu feutré adulte, c'est-à-dire emprunté à la capsule, et qui part de la face superficielle du muscle. Dans ce cas, qui est exceptionnel en chirurgie humaine, le processus nous paraît encore le même, mais plus difficile à saisir en raison de l'éloignement des organes à souder.

L'analogie entre le processus de réparation de la fracture et le processus de réunion du tendon au globe se poursuit dans l'évolution des tissus nouvellement formés. Dans les deux cas, la cellule embryonnaire va évoluer en vue de ramener autant que possible les tissus unissants au type que réclame la nature de l'organe : dans le foyer de fracture elle deviendra élément cartilagineux, puis osseux. Dans le foyer de réunion du tendon au globe, elle deviendra élément fibro-plastique, puis fibre conjonctive, et, au bout de quelques mois la bandelette fibreuse qui unira le muscle au globe aura pris cet aspect onduleux qu'on connait au tendon normal, et il faudra prêter quelque attention pour ne pas s'y laisser tromper.

Enfin dans les deux cas le but du travail réparateur est une restitution des organes pathologiques dans un état aussi voisin que possible de l'état antérieur. Il ne s'agit pas ici, bien entendu, d'une restitution *ad integrum* des éléments anatomiques si parfaite que la structure histologique soit après le traumatisme la même qu'avant. Prise dans ce sens, la réparation est impossible. Mais on peut espérer, du moins, que le tissu de nouvelle formation prendra, par une adaptation fonctionelle, la forme, les propriétés, qui seront le plus en harmonie avec leur destination; en d'autres termes, que le cal provisoire, informe et grossier, devienne un cal définitif, représenté par un anneau de tissu osseux compact, peu saillant, percé en son centre d'un trou qui rétablisse la continuité du canal médullaire.

C'est là également ce qui a lieu pour le reculement du muscle. Les amas de cellules embryonnaires qui, dans les observations prises peu de temps après les opérations, nous obligeaient à employer à chaque moment les expressions vagues de : gangue, masse cellulaire, se réduisent peu à peu en travées minces ou adhérenées cicatricielles résistantes. La régression, à la vérité, est lente. 60 jours après une ténotomie nous trouvions le tendon reculé beaucoup plus épais qu'à l'état normal, le tendon d'arrêt très-épaissi et l'épaississement gagnant jusque sur la face superficielle du muscle. (Obs. IX.)

Mais l'aspect général représente bien, au point de vue fonctionnel, un tendon vrai, rattachant le muscle au globe. Ce néo-tendon pourra, à la vérité, avoir, comme le cal, sa pathologie. De même que le cal pourra être exubérant difforme, gêner le fonctionnement des muscles, de même aussi les adhérences que va créer tout autour d'elle la masse embryonnaire développée dans le canal de la section, pourront être nuisibles au fonctionnement ultérieur de l'organe, limiter l'amplitude des mouvements de rotation de l'axe optique. Nous n'avons qu'à citer les cas où nous avons trouvé des adhérences très résistantes entre l'aileron d'arrêt et le globe alors que le tendon était greffé solidement sur la sclérotique par un néo-tendon bien développé. Evidemment que l'action du muscle se trouve ainsi singulièrement gênée par ces brides qui unissent l'organe à déplacer avec une bande tendue en avant comme se présente à nous l'aileron d'arrêt.

De même pour les adhérences qui se développent en arrière, entre la face profonde du muscle et la sclérotique, adhérences que nous avons rencontrées jusque vers l'entrée du nerf optique. Nous avons suffisamment insisté sur la valeur de cette constatation anatomique.

Enfin, de la constitution même du néo-tendon formé de travées minces qui s'éparpillent en éventail sur le globe et répartissent la traction sur un segment de la surface du globe étendu de plusieurs millimètres, non seulement dans le sens transversal, mais aussi dans le sens antéro-postérieur, il résulte ue les mouvements du globe ne peuvent plus s'exécuter autour d'un point mathématiquement déterminé et qui est le centre de rotation du globe. Il y aura toujours plus ou moins de déplacement latéral, de tiraillements nuisibles. Sans doute que ces considérations sont de peu de valeur quand il s'agit simplement dans un but cosmétique, de corriger sur un œil amblyope une déviation de 35° à 40°. Mais tout autre chose est le redressement, en vue du rétablissement de la vision binoculaire d'un œil ayant une bonne acuité, et présentant une déviation moindre : 18° à 20°, par exemple. Une ténotomie avec sage dégagement des adhérences capsulaires ne donnant que rarement un résultat suffisant, faut-il, dans ce cas, pratiquer sur le muscle correspondant du côté opposé un reculement modéré, ou ne vaut-il pas mieux avoir recours à une opération d'avancement du moment de traction du muscle c'est-à-dire à un avancement musculaire, ou bien plutôt à un avancement capsulaire ? En raison des avantages que présente cette dernière opération de reporter, lorsqu'elle est correctement exécutée, les adhérences pathologiques au niveau de l'hémisphère antérieur du globe avec production d'un minimum de ces adhérences avec l'hémisphère postérieur que nous reprochons à l'opération du reculement, nous n'hésiterons pas à donner la préférence à l'avancement capsulaire combiné avec une seule ténotomie. Voilà encore un résultat pratique que nous tirons de l'étude anatomique du reculement.

Nous n'agitons même pas la question de savoir si dans ce cas, il ne vaudrait pas mieux exagérer le reculement par un dégagement capsulaire étendu, et n'opérer ainsi que sur un seul œil. Le résultat serait une insuffisance remarquable du muscle reculé qui s'explique facilement en tenant compte de la description que nous avons donnée de reculements consirables, et nous nous trouverions ainsi ramenés au beau temps des opérations de Dieffenbach, Roux et Velpeau, où les strabismes convergents étaient transformés en strabismes divergents horribles, dont le souvenir hante encore maintenant l'esprit du public.

Arlt (Traité de Grœfe Sœmisch, t. III, p. 404. Operationslehre) insiste aussi sur l'inconvénient des adhérences étendues du muscle avec le globe : « Même dans un reculement modéré il peut se faire que l'excursion du globe soit encore diminuée par ce fait que la soudure du tendon se fasse non pas suivant une ligne, mais suivant une surface large, s'étendant peut-être jusqu'à l'équateur si l'on s'est servi d'instruments pour détacher. Le point d'application de la force du muscle ne se trouvera plus alors au niveau du tendon, mais au point où le muscle est fortement soudé à la sclérotique, c'est-à-dire plus en arrière. D'où le précepte de toucher le moins possible avec des instruments à la face interne du muscle, d'éviter les grands crochets et de ne pas porter les petits plus en arrière qu'il ne le faut pour la recherche des adhérences latérales. »

Nous ajouterons seulement à ces paroles du célèbre chirurgien cette réflexion que, d'après les résultats de nos autopsies ce n'est pas le tendon qui se soude à la sclérotique par sa face profonde, mais que cette face, devenue presque rudimentaire par la rétraction du tendon, est unie, en même temps que la face profonde du muscle et la face interne de l'aileron d'arrêt, à la sclérotique par des travées conjonctives plus ou moins lâches (Fig. 3).

Opérations de reculement. — Toutes nos expériences ont été faites sur des chiens. Le développement des muscles de l'œil étant très-inégal chez ces animaux suivant qu'on les choisit de grande ou de petite taille, nous avons eu soin de n'expérimenter que sur les animaux les plus gros que nous ayons pu nous procurer. Le poids ordinaire variait de 35 à 40 kilos. Quand le poids était moindre, il s'agissait d'un chien boule-dogue dont le développement musculaire est proportionnellement bien supérieur à celui qu'on rencontre dans les autres races de chiens.

Nous rangeons ici nos animaux d'après l'âge de l'opération et non pas d'après leur numéro dans la série. Nous leur conservons néanmoins ce numéro qui correspond au dossier de chaque animal et se retrouve reproduit de temps en temps dans le texte des observations.

L'animal était en général soumis à l'action de la morphine. (5 à 10 centigr.), puis on lui administrait du chloroforme. Certains chiens résistent opiniâtrement à l'action du chloroforme malgré de fortes doses administrées. Faute de n'avoir pas fait préalablement une ou deux injections sous-cutanées de morphine, il nous est arrivé de ne pas pouvoir trouver, sur un animal agité, le muscle exact que nous voulions détacher et de reculer soit le muscle droit voisin, soit un faisceau du choanoïde. Il faut avoir vu l'effet de la rétraction du globe dans l'orbite par les quatre branches du muscle choanoïde et la gêne déterminée par le repli semi-lunaire qui vient recouvrir la cornée enfoncée, pour s'expliquer qu'il soit très possible de commettre dans ces conditions chez le chien une erreur qui, chez l'homme, serait considérée comme une insigne maladresse.

Nous n'avons pas toujours fait la même opération aux deux yeux, et souvent sur un même œil l'un des droits a été reculé tandis que l'autre a été avancé.

Nous ne donnerons ici que les résultats des reculements.

Obs. I. — *Chien N° 15. Survie environ vingt heures. Mort accidentelle.*

Autopsie. — O. D. Droit interne reculé, sans adhérences au globe. Le tendon est complètement détaché. Il est rétracté tout contre l'extrémité du muscle. De la face superficielle du muscle part la capsule musculaire qui forme une épaisse toile grisâtre, non adhérente au globe par sa face profonde et formant fourche, c'est-à-dire se divisant en deux replis épais qui vont se perdre en avant sur la sclérotique jusqu'au pourtour du bord scléral. — Pas trace d'hémorrhagie ou d'épanchement dans le sac formé par le passage des ciseaux. Rien qu'un aspect grisâtre avec légère infiltration de la capsule.

O. G. — Choanoïde inféro-interne reculé. Le muscle est libre au fond de l'incision ; pas d'adhérences. Mais la capsule musculaire qui de la face superficielle du muscle se dirigeait en avant pour s'étaler sur la sclérotique, latéralement pour former une gaine aux muscles droits, cette capsule, détachée par les ciseaux, s'est parfaitement recollée sur la capsule bulbaire, qui double le globe. Ce n'est qu'en tâtonnant et par de légers tiraillements que je parviens à retrouver le canal de l'incision. — Épanchement sanguin dans le foyer de la plaie.

Obs. II. — *Chien N° 12. Survie 5 jours. Œil gauche. Droit externe reculé.*

Autopsie. — Le droit externe est reculé de 5 millimètres. Plaie non fermée. A ce niveau se trouve sur la sclérotique un bourrelet noir, ecchymotique, large de 5 millimètres. Son bord antérieur est à 2 millimètres de la cornée; son bord postérieur en est distant de 7 millimètres. Plus loin, en arrière, la sclérotique apparait blanche jusqu'à l'orifice externe de la plaie dont la lèvre externe, capsulaire, s'est retirée un peu en arrière.

Extrémité du muscle ecchymotique. Le tendon, difficilement reconnaissable, parait jaunâtre, épaissi. Il est recouvert par la capsule de Ténon à laquelle il adhère ainsi que la face externe du muscle et qui forme deux faisceaux fibreux divergents en avant quand on tend le muscle et qu'on l'attire en arrière. C'est cette capsule qui limite le reculement.

Examen histologque. (Fig. 4). — (a). *Portion de la sclérotique comprise entre le bord cornéen et l'ancienne insertion du tendon.* — Le tissu conjonctival et sous-conjonctival dans toute cette portion est infiltré de globules sanguins, réunis par places en amas. Des cellules à noyaux de volume très différent sont plongées dans la masse fibreuse. Sur les confins du tissu fasciculé de la sclérotique on les voit s'infiltrer dans les interstices des faisceaux les plus superficiels.

Les tronçons de fibres tendineuses restés adhérents au niveau de l'insertion sclérale du tendon se trouvent redressés, ramenés en avant en forme de crochets. Ces fibres sont plongées dans la masse embryonnaire qui infiltre le tissu sous-conjonctival.

Ce redressement des fibres est-il le résultat d'une rétraction de cette masse embryonnaire — est-il dû à l'action du crochet à strabisme?

(b). *Insertion du muscle.* — Le muscle est rattaché au globe par le tendon — par la capsule musculaire.

Le tendon est très raccourci. Sa face superficielle adhère à la capsule musculaire par un tissu conjonctif jeune infiltré de sang. Au niveau de l'extrémité antérieure du tendon, la capsule musculaire quitte ce dernier, passe comme un pont par-dessus les adhérences que le tendon a prises avec le globe, et va s'appliquer au delà de ces adhérences sur la sclérotique à laquelle elle se soude par une couche infiltrée de cellules embryonnaires. Cette soudure peut être poursuivie en avant jusqu'au niveau de la lèvre antérieure de l'incision qui coïncide avec l'insertion primitive du tendon. Plus loin encore se voit le tissu conjonctival infiltré d'éléments embryonnaires et formant une couche continue jusqu'au bord cornéen.

L'extrémité libre du tendon est rattachée au globe par des travées étroites, foncées, chargées d'éléments embryonnaires. Ces travées, de longueur inégale, partent en divergeant de l'extrémité du tendon et s'anastomosent entre elles.

La masse embryonnaire qui garnit la face profonde du tendon s'étale en forme de lame mince entre le tendon et la sclérotique. Elle est unie à ces deux organes par des prolongements dans lesquels on trouve des fibres de tissu conjonctif adulte noyées dans la masse des cellules embryonnaires.

Cette lame mince interposée entre le tendon et la sclérotique est la capsule bulbaire avec laquelle se confond la capsule musculaire réfléchie.

C'est elle aussi qui forme les travées foncées qui rattachent le tendon au globe.

Quand on suit ce feuillet capsulaire appliqué sur la sclérotique on voit les éléments embryonnaires et les globules sanguins qui l'infiltrent et le rendent méconnaissable, diminuer peu à peu. On reconnait alors nettement la couche de tissu conjonctif adulte qui double la sclérotique et se prolonge en arrière dans la direction du nerf optique.

Obs. III. — *Chien N° 13. Survie sept jours. Droit interne gauche reculé.*

Autopsie. — Au côté interne le cul-de-sac a une profondeur de 11 millimètres à partir du bord cornéen. A 5 millimètres de la cornée se trouve un bourrelet rougeâtre, analogue à un bourgeon charnu, entouré par une auréole sanguine.

La capsule musculaire forme au muscle, à son extrémité, une gaine blanche, épaisse, mollasse, s'étendant en haut jusque vers l'insertion du droit supérieur.

Insertion du muscle sur la sclérotique à une distance qui varie entre 11 et 18 millimètres. Le recul est donc d'environ 7 millimètres. Le tendon d'arrêt s'insère normalement au rebord orbitaire interne. Mais sa face interne a pris avec le globe des adhérences en forme d'épaisses travées conjonctives qui s'avancent jusqu'à 6 millimètres de la cornée.

La face profonde du muscle est adhérente à la sclérotique jusqu'à 20 millimètres de la cornée.

Examen histologique. — Le tendon détaché est très raccourci. Il a au plus 2mm,5 de longueur. Il se termine en massue recourbée au milieu d'une gangue de cellules embryonnaires. Il ne repose pas sur la sclérotique dont il est distant d'environ 2 millimètres. L'union se fait par un léger tissu de grandes mailles celluleuses portant des cellules embryonnaires. La face superficielle du tendon adhère fortement à l'aileron par du tissu jeune. Cet aileron se reconnait facilement à l'épais feutrage de fibres conjonctives et élastiques qui le constitue. Sa face profonde adhère au globe par l'intermédiaire d'un tissu conjonctif lâche, infiltré de cellules embryonnaires, et qui représente sans doute la capsule bulbaire.

Œil droit. — Reculement du droit externe. Au côté externe le cul-de-sac conjonctival a une profondeur de 8 millimètres. Entre ce cul-de-sac et la cornée se trouve une tuméfaction rouge, en forme de croissant, portant un bourgeon rosé au milieu.

La capsule de Ténon borde exactement la circonférence externe du croissant. Le droit externe s'insère sur la sclérotique à 13 millimètres de la cornée (recul 5 à 6 millimètres). L'insertion se fait par un tissu nouveau qui unit l'extrémité épaissie et difficilement reconnaissable de l'ancien tendon avec la sclérotique. Depuis cette insertion jusqu'au bord postérieur de la tuméfaction en croissant dont nous avons parlé, la sclérotique et le tendon d'arrêt sont unis l'un à l'autre par une gangue de tissu conjonctif nouveau. Cette gangue adhère également à la loge lacrymale.

Obs. IV. — *Chien N° 11. Survie neuf jours. Œil droit. Droit externe reculé d'environ sept millimètres.*

Le tendon normal détaché a une longueur de 6 millimètres environ et est formé par des fibres brillantes, nacrées à sa face inférieure. Ce tendon se termine brusquement en formant une demi-lune, à concavité dirigée en avant. De ce bord concave partent en éventail des faisceaux de tissu conjonctif mince qui s'insèrent sur la sclérotique en largeur jusqu'au corps des choanoïdes supéro-externe et inféro-externe.

La face externe de l'extrémité du muscle ainsi que le tendon adhèrent fortement à la capsule de Ténon épaissie et blanche.

De la face interne de cette capsule partent des faisceaux minces, en lames, de tissu conjonctif qui vont se fixer sur la sclérotique, jusqu'à 7 millimètres de la cornée.

Examen histologique. — La terminaison du tendon se fait par une extrémité pelotonnée au milieu d'une petite masse embryonnaire.

La face superficielle du tendon est recouverte par une épaisse couche de tissu fibreux adulte qui a déjà recouvert l'extrémité du muscle. Cette couche fibreuse adulte se prolonge sur la sclérotique à laquelle elle se soude par une même couche de tissu amorphe parsemé de nombreuses cellules embryonnaires. Par places ce tissu amorphe prend un aspect finement fibrillaire et un grand nombre des cellules qu'elle renferme paraissent s'allonger.

On rencontre de nombreux petits amas de globules sanguins extravasés.

Œil gauche.—Choanoïde inféro-interne reculé de 3mm,5. Ce muscle s'insère brusquement sans l'intermédiaire d'un tendon apparent sur la sclérotique à laquelle il est relié par des travées fibreuses minces. L'insertion a 11 millimètres de largeur. La face superficielle du muscle est doublée par une épaisse lame conjonctive qui dépend de la capsule de Ténon et qui rattache l'extrémité du muscle à la partie antérieure du globe sur laquelle elle s'insère jusqu'à 10 millimètres de la cornée.

L'aponévrose de Ténon est fortement épaissie et adhérente au niveau des tendons du droit interne et du droit inférieur.

Examen histologique. — Le muscle se termine par un tendon pelotonné. La face superficielle du tendon adhère à une couche fibreuse adulte par du tissu embryonnaire. Cette couche adulte est la capsule musculaire. Elle se prolonge en avant sur la sclérotique jusque vers la cornée. La face profonde est unie à la sclérotique par du tissu embryonnaire : en arrière, outre la sclérotique et le muscle, on remarque un tissu conjonctif à larges mailles. Ces mailles sont couvertes de cellules embryonnaires volumineuses formant par places de larges traînées. Ce tissu se prolonge fort loin en arrière jusqu'au niveau du fond de l'œil. C'est ce tissu qui forme, en passant à l'état fibreux, les adhérences profondes entre le muscle et la sclérotique, adhérences qui rendront inefficace toute tentative ultérieure de reculement du muscle se bornant à intéresser son insertion antérieure.

La capsule de Ténon s'appliquant immédiatement sur la sclérotique dénudée en avant du muscle, il en résulte qu'il ne peut pas se produire d'adhérences entre la sclérotique et le pourtour orbitaire. L'étirement des adhérences encore molles entre l'extrémité antérieure du muscle et la sclérotique ne se produit pas davantage, le muscle étant solidement bridé en arrière par la capsule qui remplit l'office de tendon immédiatement après le détachement du muscle. Il en résultera la soudure intime du muscle avec la sclérotique sans que nous puissions retrouver un néo-tendon intermédiaire, une véritable insertion sessile du muscle.

Obs. V. — *Chien N° 17. Survie quatorze jours. Œil droit. Droit interne reculé de 6 millimètres.*

Examen histologique. — L'ancien tendon est légèrement plissé. Son extrémité antérieure se termine par un renflement en massue infiltré de cellunes jeunes. Le corps du tendon ne paraît pas envahi par ces cellules, ses fibres sont intactes. La face sclérale est doublée par une étroite bande de tissu embryonnaire en voie d'organisation conjonctive. La face externe est doublée par d'épais trousseaux fibreux qui appartiennent à la capsule de Ténon (point de départ de l'aileron d'arrêt).

La masse de tissu jeune qui coiffe le tendon est en voie de transformation fibreuse. Elle a pris absolument la forme d'un tendon, présentant une longueur à peu près égale à ce dernier et allant s'accoler obliquement à la sclérotique. Arrivé en ce point, le néo-tendon adhère intimement à la face externe de la sclérotique par sa face profonde; mais il continue à se prolonger en avant en forme de bande fibreuse d'une épaisseur égale environ à la moitié de l'épaisseur de la sclérotique. Cette bande infiltrée de cellules embryonnaires dans sa partie postérieure, prend peu à peu un aspect fibreux pur. Elle se perd en avant dans la masse cellulaire qui recouvre l'ancienne insertion du tendon et dans laquelle on reconnaît, redressées à angle droit, les fibres tendineuses restées adhérentes après la section. Cette masse est recouverte par la conjonctive dont l'épithélium est apparent.

La sclérotique présente donc jusqu'en avant un revêtement fibreux. Ce ne peut être que la capsule bulbaire doublée de la capsule musculaire. C'est également cette couche qui forme le néo-tendon. En arrière de l'insertion elle se prolonge sous forme de couche très mince, entre le muscle et le globe.

Obs. VI. — *Chien N° 10. Survie vingt et un jours. Détachement incomplet du droit interne droit.*

Le bord inférieur du muscle s'insère à 8 millimètres de la cornée, tandis que le bord supérieur en est distant de 14 millimètres; le tendon qui réunit le muscle à la sclérotique a une longueur de 12 millimètres. Il est formé par du tissu conjonctif lâche, rosé, avec nodules fibreux durs au niveau de la jonction du tendon avec les fibres musculaires. Au voisinage du muscle le tendon a une largeur de 6 millimètres. La largeur est de 12 millimètres au niveau de l'insertion scléroticale.

La capsule de Ténon est épaissie au niveau du tendon et lui forme un aileron épais et large.

Œil gauche. Reculement du droit externe. — L'insertion nouvelle se fait par un tissu inodulaire rattachant le corps du muscle à la sclérotique. Cette insertion se fait sur une largeur de 8mm à 16mm en arrière de la cornée. Le reculement est donc de 8mm.

L'insertion est recouverte ainsi que l'extrémité du muscle par une épaisse lame de tissu conjonctif qui n'est autre que la capsule de Ténon, qui est augmentée en épaisseur sur tout le trajet suivi par les ciseaux au moment de l'opération. La face profonde de cette lame adhère intimement à la sclérotique. Elle a la largeur du débridement fait au moment de l'opération, c'est-à-dire environ 15mm. Elle s'étend en avant jusqu'à 6mm de la cornée. Sa longueur est d'environ 11mm.

Obs. VII. — *Chien n° 16. Survie 35 jours.*

Œil Droit. — Le droit interne reculé présente un tendon blanc, épais, long de 8mm qui se continue lui-même par une plaque de tissu cicatriciel longue de 4mm. L'insertion de ce néo-tendon se fait au bord antérieur de la plaque cicatricielle, à 10mm de la cornée.

Les fibres musculaires se trouvent donc à 22mm de la cornée, tandis que sur les muscles voisins elles en sont distantes de 13mm.

Cette membrane cicatricielle qui fait suite au tendon est mobile sur la sclérotique. Sa face profonde n'adhère que par des travées assez lâches. Le tendon n'adhère pas davantage. Seul le bord antérieur de la plaque se résout en dentelures, en bandelettes cicatricielles. La largeur de cette plaque est de 10mm. La conjonctive qui la recouvre et lui adhère en avant est d'aspect normal.

Lorsqu'on attire le muscle en arrière, on tend : le tendon, la membrane cicatricielle, la conjonction doublée du tissu épiscléral — le tout jusqu'à la périphérie cornéenne.

Examen histologique. — L'ancien tendon forme une petite masse fibreuse, cicatricielle, taillée en biseau à l'extrémité du muscle. Le bord du biseau qui est tourné vers le globe, se continue par un tissu de nouvelle formation, formé de cellules embryonnaires et d'un stroma conjonctif jeune contenant de nombreux capillaires (injectés au bleu de Prusse), tandis que les tissus adultes voisins sont pauvres en vaisseaux.

Cette bande très courte de tissu de nouvelle formation unit l'ancien tendon à une bande de tissu conjonctif adulte, mais infiltrée de cellules embryonnaires. On peut suivre cette bande jusque sur la sclérotique où elle se termine graduellement. Quant à la face du muscle opposée au globe, elle est doublée par une lame de tissu conjonctif adulte qui s'en sépare bientôt et s'éloigne du globe : c'est le tendon d'arrêt se rendant au rebord orbitaire interne.

Conclusion : Le moignon de l'ancien tendon est uni par un tissu de nouvelle formation à une lame de tissu conjonctif adulte qui va se terminer sur la sclérotique

Ainsi, malgré un reculement énorme du muscle, ce dernier n'en est pas moins rattaché au globe par un tendon de nouvelle formation, mais constitué par un tissu préexistant à l'opération.

Ce tissu ne peut être que la capsule bulbaire doublée du feuillet à direction rétrograde que la capsule musculaire envoie au globe et prolongée en avant par la capsule musculaire, doublant la conjonction.

Ces feuillets aponévrotiques épaissis par l'inflammation traumatique et renforcés en avant par le cul-de-sac conjonctival, qui, lui aussi, a pris des adhérences au globe, se sont adaptés à leurs fonctions nouvelles et ont pris peu à peu la forme d'un tendon.

On comprend que la face profonde de ce néo-tendon ne se soude pas à la sclérotique et glisse librement sur elle, cette soudure ayant été empêchée par les tiraillements incessants du muscle qui, tout raccourci qu'il est, n'en a pas perdu pour cela ses propriétés de contraction.

Obs. VIII. — *Chien n° 2. Survie 46 jours.*

Œil droit. Reculement du Droit externe 7mm.

L'insertion se fait par une bande fibreuse de nouvelle formation longue de 3mm, large de 6mm.

Œil gauche. — Le droit interne n'a pas été complètement détaché. Le bord supérieur du tendon adhère à la sclérotique à 8mm de la cornée, puis l'insertion se continue obliquement de haut en bas et de dehors en dedans. Au bord inférieur elle est distante de 12mm de la cornée.

Ce qui frappe surtout, c'est la large adhérence de la face superficielle du tendon reculé avec l'aponévrose de Ténon (aileron interne), en sorte que ce prolongement fibreux semble former un nouveau tendon et, en tout cas, empêche une rétraction considérable du muscle en arrière.

Le bord inférieur du tendon du droit interne est soudé à la sclérotique par un nodule cicatriciel sur lequel s'implantent les fibres musculaires. Il n'y a donc plus de tendon véritable. Au bord supérieur le tendon a une longueur de 3mm.

Examen histologique de la portion reculée. — Le tendon est rétracté, raccourci. La face profonde ne paraît pas adhérer à la sclérotique. L'extrémité antérieure se continue par une ou deux travées denses qui se terminent sur la sclérotique. La face superficielle du tendon, au contraire, adhère intimement à un tissu conjonctif dense qui la rattache à la face profonde de l'aileron d'arrêt. Ce tissu conjonctif se continue en avant en membrane épaisse qui adhère intimement à la sclérotique.

La traction exercée sur le muscle agira donc : sur l'aileron ligamenteux auquel le tendon adhère dans toute sa longueur ; — sur la sclérotique à partir de l'insertion du néo-tendon jusque vers la périphérie de la cornée.

Obs. IX. *Chien n° 1. Survie 66 jours*

Œil droit. — *Reculement du droit interne 5mm.*

Le muscle se continue par un tendon épais de 1mm 5, large de 3mm, long de 5mm, qui paraît d'aspect cicatriciel. Sa face interne adhère au globe par des travées fibreuses minces. La face interne adhère lâchement à la capsule de Ténon. Les bords se confondent avec la capsule. Le tendon se termine brusquement par un bord renflé, comme noueux, duquel partent des travées conjonctives allant s'insérer en éventail sur la sclérotique. A ce niveau la capsule de Ténon est très-épaissie.

Examen histologique. — Le tendon a gardé son apparence normale et ne contient que de rares cellules jeunes dans son épaisseur. Il est entouré d'une gaine de tissu conjonctif moins dense que lui, et parsemé de cellules embryonnaires.

L'extrémité antérieure du tendon ne s'applique pas directement sur la sclérotique. En effet, cette membrane est recouverte par une couche de tissu conjonctif adulte, mais contenant dans son épaisseur de nombreux éléments fibro-plastiques. Cette couche conjonctive s'étend en avant dans la direction du bord cornéen. En arrière elle va se confondre dans le tissu cellulaire lâche infiltré de graisse qui unit le corps du muscle au globe.

Cette lame n'est réellement dense qu'à partir du point où le tendon vient se perdre sur elle. En arrière ce caractère lui fait défaut.

La continuité entre le tendon et cette couche fibreuse est si bien établie que la transition est difficile à saisir. Mais l'extrémité du tendon décrit ici une sorte de crochet, une courbe à faible rayon d'où part la couche fibreuse. Jusqu'à ce coude le tendon se reconnait à ses fibres parallèles, ondulées. Au-delà, la couche fibreuse tend à prendre ces caractères du tendon et présente des faisceaux parallèles, un peu ondulés, mais beaucoup moins réguliers que ceux du tendon.

Au niveau de la soudure du tendon et de la couche fibreuse se voit un amas d'éléments fibro-plastiques recouvrant la sclérotique. On peut les comparer à une portion de la virole externe d'un cal osseux, et leur situation indique à n'en pas douter que leur rôle est tout aussi transitoire.

Œil gauche. Reculement du Droit externe. — Ce muscle a un tendon épais, blanc, large de 3^{mm}, long de 5^{mm}, épais de $1/2^{mm}$, qui s'insère à la sclérotique par des travées fibreuses très courtes. On distingue bien le bourrelet terminal de l'ancien tendon. Le tendon d'arrêt est épaissi, non séparable du tendon du muscle. Il est doublé d'un tissu conjonctif très résistant qui l'unit à la sclérotique à la paroi interne de la loge lacrymale.

Bourgeon charnu naissant dans la plaie. — Après les opérations de reculement on constate assez souvent, alors que les lèvres de la plaie conjonctivale n'ont pas été réunies par une suture, que la portion de sclérotique mise à nu par l'opération devient le siège d'un boursouflement. Dans les premiers jours la tuméfaction apparaît sous forme d'une saillie bosselée plus ou moins ecchymotique. Cette saillie occupe l'espace compris entre la nouvelle adhérence conjonctivale et le bord cornéen. Elle est plus ou moins éloignée de la cornée, pouvant s'en rapprocher jusqu'à 2 millimètres. Son bord postérieur est distant de 7 à 8^{mm} du bord cornéen. La longueur dans le sens vertical peut être de 5 à 6 millmètres. Cette saillie n'a qu'une durée très courte. Vers le 15e jour on n'en trouve plus trace.

Sur une coupe longitudinale de l'œil on trouve alors que le tissu épiscléral compris entre l'ancienne insertion du tendon et le bord cornéen est le siège d'une infiltration de cellules jeunes auxquelles se trouvent mêlés de petits amas de globules sanguins.

Nous pensons que le point de départ de cette infiltration est la gaine séreuse du tendon qui se prolonge au-devant de l'insertion tendineuse.

Outre cette infiltration on peut constater l'existence d'un véritable bourgeon charnu permanent. En voici des exemples.

Chien n° 17. – O. D. droit interne reculé. — 14e jour.
(Fig. 5)

A 5^{mm} de la cornée, à 2^{mm} en avant de l'ancienne insertion du tendon, s'insère une petite tumeur présentant sur la coupe la forme d'un champignon. La portion étalée en forme de chapeau a un diamètre de 4^{mm}. Sa hauteur est de 1^{mm}. Le pédicule est très étroit et très court. Cette petite tumeur est formée uniquement par de jeunes cellules embryonnaires. Ces cellules se continuent par le pédicule avec une couche semblable, mais épaisse à peine de 1/4 de mm. qui revêt la face externe de la sclérotique. Un bouquet de capillaires, rendus très visibles par l'injection au bleu de Prusse, part du pédicule pour se répandre dans la tumeur. Au niveau de la face convexe du champignon cet épithélium se présente en couche mince, mais appréciable. En arrière de la tumeur il se continue encore sur une longueur de 2 à 3^{mm} et se réfléchit ensuite dans le cul-de-sac conjonctival.

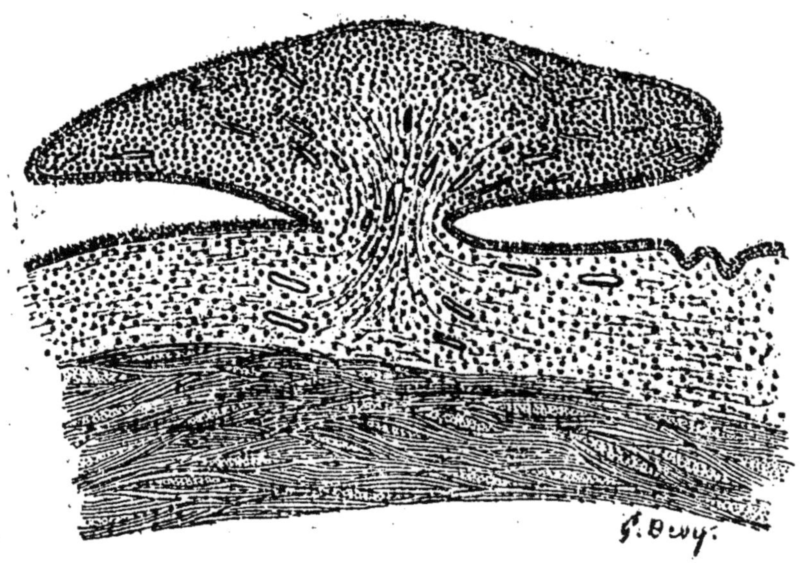

Fig. 5.

Chien n° 17. — O. D. — 14e jour.

Bourgeon charnu né dans la plaie opératoire faite pour le reculement du Dr. Int.

La coupe est antéro-postérieure. Elle comprend : la sclérotique, le tissu sous-conjonctival infiltré de cellules embryonnaires resté adhérent à la sclérotique, et le bourgeon charnu en forme de champignon, déjà recouvert par l'épithélium. De nombreux vaisseaux (injectés au bleu de Prusse sur la préparation) s'élancent en bouquet dans la tumeur.

L'épaisseur plus grande sur la gauche de la sclérotique est due à l'insertion du tendon. On voit les fibres tendineuses appartenant au bout antérieur, s'intriquer avec les faisceaux scléraux. Remarquer que le pédicule du champignon n'a aucun rapport avec le bout du tendon sectionné.

(D'après un dessin et une préparation de l'auteur.)

Gross, 40 diam.

Chien n° 13. — O. D. — Droit externe reculé. — 7e jour.

Le cul-de-sac conjonctival est à 8mm de la cornée. Entre ce cul-de-sac et la cornée se trouve une tuméfaction rouge, en forme de croissant, portant un bourgeon rosé au milieu, tandis que le reste de la tuméfaction est hémorragique. La capsule musculaire borde exactement la circonférence externe de cette demi-lune.

Chien n° 12. — O. G. — Droit externe reculé. — 5e jour.

Plaie non fermée. — A ce niveau se trouve sur la sclérotique un bourrelet noir, ecchymotique, large de 5mm, distant de 2mm du bord cornéen. En arrière de ce bourrelet la sclérotique apparaît blanche, nacrée.

Nous pensons que ce bourgeon charnu marque simplement un stade plus avancé de la prolifération du tissu cellulaire formant la bourse séreuse. Au lieu de s'arrêter à la simple tuméfaction, la prolifération, devenue exubérante, a donné lieu à la production d'un bourgeon charnu. Nous avons pu nous assurer que ce n'est pas le fragment de tendon resté adhérent à l'insertion antérieure qui en est le siège.

CONCLUSIONS.

Dans l'étude du reculement, il ne faut pas seulement se préoccuper des adhérences nouvelles entre le tendon détaché et la sclérotique. Ces adhérences, si elles étaient uniques, ne constitueraient au muscle qu'une insertion bien faible.

Il faut tenir compte des adhérences nombreuses que l'inflammation établit dans le canal créé par les ciseaux. Ces adhérences relient ensemble le globe, les capsules musculaire et bulbaire, l'aileron d'arrêt et le tendon du muscle. Lorsque la gangue du tissu inflammatoire s'est organisée, on constate que le tendon est uni au globe par un tissu adulte qui est venu s'interposer dans la solution de continuité créée par la ténotomie.

Ce tissu interposé est la capsule.

C'est ainsi qu'on peut s'expliquer qu'un tendon qui n'a conservé aucun rapport direct avec le globe, se trouve rattaché par une bande fibreuse à la périphérie cornéenne.

La réunion des muscles oculaires ténotomisés avec le globe présente de grandes analogies avec la réunion des fragments osseux, autrement dit avec le cal.

Le cal tendineux et le cal osseux ont l'un et l'autre une petite pathologie à part.

Nous avons signalé le mode de formation du bourgeon charnu qui apparaît dans la plaie non réunie par une suture.

DEUXIÈME PARTIE

AVANCEMENT MUSCULAIRE.

L'avancement musculaire a pour but de reporter plus avant sur le globe l'insertion d'un muscle trop faible afin d'en augmenter l'action.

Le tendon du muscle chargé préalablement sur deux fils, est détaché au ras de son insertion sclérale, puis l'aiguille qui termine l'un des chefs de chacun des fils est passée dans le tissu épiscléral en rasant le bord cornéen, l'aiguille correspondant au fil supérieur venant ressortir vers l'extrémité supérieure du diamètre vertical de la cornée, l'autre sortant vers l'autre extrémité de ce diamètre. En nouant les extrémités de chacun des fils on attire le muscle en avant et on le fixe du même coup sur le globe.

Nous nous en tenons à ce bref exposé, n'ayant pas à nous occuper ni des indications de cette opération ni des modifications qui y ont été apportées : emploi du double crochet, résection d'une portion du tendon, etc.

Nous nous occuperons exclusivement des phénomènes qui vont se passer au niveau de l'extrémité du muscle avancé et au niveau de la sclérotique ; en d'autres termes : comment se fait cette soudure ?

La face inférieure du muscle est tapissée, nous le savons par la capsule bulbaire et le feuillet profond de la capsule musculaire. La face superficielle, au contraire est recouverte uniquement par la capsule musculaire que nous verrons bientôt jouer un rôle particulier. La partie antérieure de la sclérotique est recouverte par la capsule bulbaire seule mise à nu au moment de l'opération après l'incision de la conjonctive.

Les premiers phénomènes de l'inflammation vont avoir pour résultat de faire adhérer l'un à l'autre ces feuillets superposés de la capsule bulbaire. Les faces profondes du muscle et du tendon se trouveront ainsi unies à la sclérotique. La capsule musculaire étendue de chaque côté vers les muscles droits voisins, et couvrant ainsi une large surface va de même prendre des adhérences avec la sclérotique et recouvrira la nouvelle insertion du muscle et du tendon. Une coupe verticale dirigée dans l'axe du muscle et passant par le milieu du tendon nous montrera donc superposés dans l'ordre suivant : la capsule musculaire, le tendon faisant suite au muscle, la capsule bulbaire en double épaisseur, la sclérotique. Une coupe semblable ne pourrait être réalisée que sur des pièces privées de vie au moment de l'opération; l'inflammation traumatique qui survient dès les premières heures ne va pas tarder à confondre ensemble ces diverses couches. Nous savons par l'autopsie du chien n° 15 (obs. 1 reculement) que sur un muscle solidement appliqué sur le globe une adhérence très appréciable s'est faite au bout de 20 heures environ.

Vers le 5e jour après l'opération, voici ce que nous avons trouvé : les sutures étaient restées en place, mais des tissus qu'elles avaient enserrés (capsule bulbaire recouvrant la sclérotique, conjonctive, tendon du muscle), il ne restait qu'une petite masse brunâtre. La capsule avait été coupée et la trace de la section était marquée par une traînée blanchâtre, cicatricielle, qui se dirigeait en haut, en bas, en divergeant vers les extrémités du diamètre vertical de la cornée. A 6 millimètres en arrière du bord cornéen on constatait la présence de fibres musculaires. Toute la portion intermédiaire longue de 4mm était constituée par un tissu cellulaire épaissi, parsemé de petits foyers hémorrhagiques et qui unissait le tendon, la conjonctive et la surface du bulbe dans une même gangue blanchâtre dans laquelle il était impossible de reconnaître le tendon.

L'examen histologique de la pièce (fig. 6) nous a montré ce qui suit : Le tendon est considérablement raccourci. Il est reconnaissable par son aspect fasciculé et sa coloration plus intense par le picro carmin que celle du tissu conjonctif ambiant; les fibres ne sont pas dissociées par des cellules embryonnaires comme on aurait pu s'y attendre. Mais ses faces supérieure et inférieure sont revêtues d'une couche de tissu conjonctif adulte contenant de nombreuses cellules embryonnaires. Son extrémité antérieure se perd dans une masse conjonctive épaisse qui se rapproche peu à peu de la sclérotique à laquelle elle se soude par l'intermédiaire d'une couche de tissu conjonctif embryonnaire épaisse d'environ 1/3 de millimètre. Cette couche embryonnaire renferme de nombreux petits foyers hémorrhagiques.

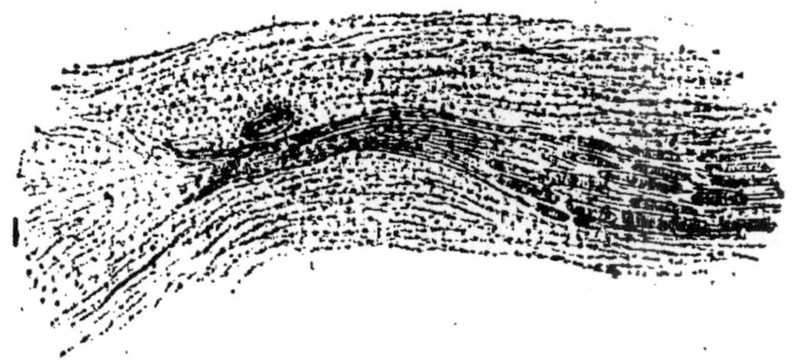

FIG. 6.

Chien n° 12. — O. D.

Avancement musculaire.

Le muscle se continue par un tendon très court. Les faces superficielles et profondes du tendon (supérieure et inférieure sur la figure) sont tapissées par une épaisse couche de tissu conjonctif adulte infiltré de cellules jeunes. Ce tissu adulte est constitué par les capsules musculaires et bulbaires. On voit que l'extrémité du tendon se perd insensiblement dans cette gangue, et que, par conséquent, la soudure au globe ne peut se faire que par la capsule.

(D'après un dessin et les préparations de l'auteur.)

Gross, 40 diam.

La couche de tissu conjonctif adulte qui continue la direction de l'ancien tendon a une longueur au moins double de la longueur du tendon. Elle se perd en avant dans l'épaisse masse conjonctive qui a été attirée par les fils vers le bord cornéen et qui est constituée par la capsule de Ténon. En arrière, elle se continue avec le tissu qui recouvre, comme d'un manchon, l'extrémité antérieure du muscle.

Il ressort de ces faits que l'action du muscle n'est pas transmise au globe par l'ancien tendon soudé à la sclérotique, mais bien par un tendon nouveau constitué par la capsule de Ténon avancée en même temps que le tendon. La préparation montre, en effet, la masse conjonctive adulte partir du bord cornéen, conserver d'abord une épaisseur considérable, puis s'amincir brusquement en lame qui se continue avec le muscle. L'ancien tendon se perd dans cette lame.

Ici, comme dans le reculement, la soudure se fait non pas par le tendon, mais par la capsule.

Cette conclusion, nous pouvons la tirer de l'examen de cette pièce dont l'exécution nous a paru avoir été irréprochable. L'avancement a été considérable, et le muscle est retrouvé à la place même où l'avaient amené les sutures. Est-ce à dire maintenant que le tissu embryonnaire qui se développe entre la face inférieure du muscle et du tendon d'une part, la sclérotique de l'autre, n'est pour rien dans la fixation définitive du muscle avancé ? Non, ce tissu va s'organiser, devenir tissu conjonctif résistant et, à l'autopsie, nous le trouvons sous la forme de travées blanchâtres qui unissent le muscle à la sclérotique en arrière de l'extrémité du tendon. Mais, et c'est là le point sur lequel nous insistons, la résistance que ces minces traînées embryonnaires étendues sur une surface aussi petite que la surface du tendon tournée du côté du globe, serait bien minime en présence de la traction énergique du muscle. Rappelons-nous que ce muscle non seulement a été tendu fortement par les sutures, mais que son antagoniste est un muscle habituellement rétracté, raccourci, comme il arrive dans le strabisme concomitant et aussi dans le strabisme paralytique ancien. Or, au bout de vingt-quatre heures déjà les tissus mous enserrés par les ligatures se sont tassés ou bien se sont laissé couper par les fils, et les jeunes adhérences sous-tendineuses se trouveraient singulièrement insuffisantes pour empêcher le reculement inévitable si la consolidation n'était pas assurée par les larges adhérences que la capsule de Ténon a eu le temps de prendre avec le tendon et la sclérotique, adhérences qui couvrent toute une région de la surface de l'hémisphère antérieur.

Que devient au bout de plusieurs semaines la gangue celluleuse que nous avons vu plus haut unir le tendon au globe?

Il est facile de voir qu'ici, comme dans le reculement, les phénomènes de réparation ont une marche qui rappelle beaucoup la consolidation de deux fragments osseux : comme la capsule musculo-périostique dans la fracture, le manchon capsulaire est ici le premier lien solide qui unit le tendon au globe. Les connexions directes sont, au début, trop faibles pour empêcher un déplacement. Les sutures et la virole externe y pourvoiront. Mais à mesure que les éléments embryonnaires prendront la texture fibreuse, le *cal*, informe et grossier, prendra peu à peu son aspect définitif. Le tendon, très-raccourci, se continue par une épaisse lame fibreuse qui tantôt lui fait suite sans démarcation appréciable, tantôt paraît se détacher de l'extrémité du tendon recourbée en forme de crochet. Cette lame se moule intimement sur la sclérotique et se continue en avant jusqu'au bord cornéen, latéralement jusqu'au voisinage des muscles droits voisins. Si l'on vient à tendre alors le muscle, on constate que son extrémité antérieure est rattachée à une portion du pourtour cornéen par des travées blanchâtres, épaisses, en tout semblables à celles que nous avons trouvées dans le reculement, et ces travées pourront s'avancer jusqu'au voisinage immédiat de la cornée sans que le muscle soit nécessairement avancé de plus de 2 ou 3 millimètres. Nous parlons ici des cas où l'on n'a pas négligé d'attirer la capsule en avant en même temps que le tendon, de manière à unir directement le corps du muscle avec la sclérotique. Dans le cas contraire, les adhérences décrites ci-dessus pourront néanmoins exister ; mais elles seront dues à la conjonctive, tissu mince et fragile, qui sera venue recouvrir l'extrémité du muscle. Si, par bonheur, le tendon a adhéré solidement au point où l'ont amené les sutures, son insertion sera évidemment moins favorisée que dans le cas précédent. Au lieu d'être transmise au pourtour cornéen, c'est-à-dire le plus loin possible en avant, la traction aurait son point d'application beaucoup plus en arrière, au voisinage de l'insertion primitive.

Un exemple probant de ces adhérences capsulaires antérieures nous est offert par l'autopsie du chien numéro 5 (obs. XIII). 40 jours après l'opération nous avons trouvé que le muscle avancé s'insérait par un tendon très court à 5^{mm} de la cornée ; de ce point l'insertion se prolongeait jusqu'à la cornée, sur laquelle elle empiétait de 1^{mm}, par du tissu fibreux peu épais dépendant de la capsule de Ténon.

Nous pouvons donc tirer de ces constatations anatomiques la conclusion suivante : Toutes les fois qu'on veut avancer un muscle il faut avancer non-seulement le tendon, mais encore la capsule, et cet avancement capsulaire devra être énergique. Il ne faudra pas craindre de charger avec l'aiguille la capsule le plus loin possible en arrière. On obtient ainsi un résultat qui doit être vivement désiré par le chirurgien : on avance la capsule d'abord, et on diminue dans la mesure du possible l'action nuisible des sutures sur le tendon. En effet, le tendon est constitué par des fibrilles disposées parallèlement les unes aux autres mais ayant une faible cohésion les unes avec les autres. Il est facile de s'en assurer en tirant un peu fort sur un fil passé dans un tendon. Le tendon se déchire souvent sur une certaine longueur devant le fil, quelquefois même complètement. Je veux bien que ce soit là une traction imprudente et même inutile. Mais ne peut-on pas dire qu'elle est réalisée souvent quand on serre fortement la suture[1]. Ici nous aurons une traction énergique, non pas momentanée, mais prolongée. C'est une véritable ligature élastique, et l'on sait quelle est la puissance de pareilles ligatures au point de vue de la section des tissus. Nous aurons l'occasion d'en parler encore à propos de l'avancement capsulaire.

Aussi ne doit-on pas être fâché de matelasser en quelque sorte le tendon avec un tissu formé par des fibrilles entrecroisées dans toutes les directions et qui le protégera le plus longtemps possible contre la section.

Enfin un autre avantage de ce mode d'opération est le suivant : au lieu de faire porter la traction des sutures uniquement sur une membrane mince comme le tendon et si facile à déchirer, on la répartit par l'intermédiaire de la capsule sur toute l'extrémité antérieure du muscle. Le tendon viendrait néanmoins dans ces conditions à lâcher prise, qu'on serait assuré contre un reculement désastreux du muscle, accident dont plus d'un opérateur a gardé le désagréable souvenir. Tout au plus aurait-on à redouter de n'obtenir qu'une correction nulle, ce qui est bien préférable, certes, au reculement d'un muscle déjà insuffisant.

Il est important de savoir comment se comporte un muscle avancé, mais dont le tendon a été coupé par la suture avant que la soudure fût suffisamment solide, et cette importance se fait sentir surtout à l'opérateur qui veut tenter de remédier à un premier insuccès.

Où va-t-il trouver le muscle? Tout d'abord on pourrait croire que le moignon du tendon redevenu libre et non maintenu au contact de la sclérotique par une capsule épaisse et solidement suturée, va se retirer en arrière avec le muscle et s'insérer sur le globe en un point plus ou moins reculé de l'hémisphère postérieur. C'est là qu'on irait le charger sur le crochet pour le ramener en avant. Or, nous avons pu, sur le chien n° 9, constater que cette manière de voir n'est pas exacte.

Le muscle, dans ce cas, avait subi une opération d'avancement trente jours auparavant. L'autopsie nous montra une insertion du tendon à 5^{mm} de la cornée. Ce tendon avait bien l'aspect blanchâtre, épais, d'un néo-tendon. Il se continuait en avant sur une certaine longueur par des adhérences fibreuses décrites plus haut; mais ces adhérences étaient faibles. Elles étaient dues à la conjonctive, car nous n'avons pris aucun soin d'avancer la capsule. Mais le néo-tendon, qui adhérait fort peu au globe par sa face profonde en arrière de l'insertion, avait une longueur tout à fait insolite. Au lieu d'avoir 6 millimètres, comme les tendons des autres droits, sa longueur était de 11 millimètres. La longueur totale du muscle et du tendon, depuis l'insertion osseuse ou postérieure jusqu'à l'insertion sur le globe, était de 57^{mm}. Cette longueur était à peu près la même pour les trois autres muscles droits où elle était de 58 à 60^{mm}. Mais sur ces derniers, la longueur mesurée depuis l'insertion postérieure jusqu'à l'extrémité antérieure du corps charnu du muscle était de 52 à 56^{mm}, tandis que pour le muscle avancé cette longueur n'était que de 48^{mm}. Il y avait donc eu un raccourcissement du corps du muscle qu'on peut estimer au minimum à 4^{mm} et un allongement anormal du tendon. On eût dit, pour employer une expression vulgaire, qu'on avait mis une pièce au tendon. Le résultat était juste l'opposé du résultat recherché : ce n'était qu'un avancement musculaire apparent; en réalité, malgré l'avancement sur le globe de l'insertion du tendon, c'est à un reculement véritable qu'on avait affaire.

L'étude du rôle joué par la capsule dans les opérations de strabisme, étude qui a été faite minutieusement à propos du reculement, nous explique suffisamment ce phénomène en apparence bizarre. Nous n'avons pas besoin d'y revenir.

Remarquons, en passant, que la définition de l'avancement musculaire « opération ayant pour but de rapprocher de la cornée l'insertion d'un muscle » se trouve être en défaut dans ce cas, puisque, malgré l'avancement de cette insertion, c'est un véritable reculement musculaire que nous avons obtenu.

Le chirurgien qui ignorerait cette particularité pourrait se trouver assez embarrassé. Cherchant l'insertion du muscle bien loin en arrière sur le globe, il ne trouverait rien à charger sur son crochet et il n'aurait même pas la ressource de se guider sur l'aspect connu du muscle, celui-ci étant masqué par une gangue fibreuse et, de plus, reculé fort loin en arrière.

Avancement partiel du muscle. — Il nous est arrivé deux fois de laisser adhérentes à la sclérotique un certain nombre de fibres du tendon. Le muscle se trouvait ainsi en quelque sorte dédoublé, une portion se trouvant attirée en avant par les sutures, l'autre restant en arrière. Les coupes que nous avons faites nous ont montré que cette situation anormale d'une portion des fibres d'un muscle restant en arrière pendant que le reste s'est rapproché de la cornée, se réalise très bien. Le reculement incomplet nous a, du reste, montré un phénomène analogue, mais inverse : les fibres correspondantes à la portion de tendon non détachée restant en place, tandis que les fibres correspondantes à la portion détachée avaient leur extrémité antérieure dans un plan beaucoup moins rapproché de la cornée que les précédentes.

Il faudra se souvenir de ce détail quand on chargera le tendon sur le crochet. Faute de prendre toutes les fibres on affaiblirait bien inutilement le muscle. On ne devrait pas se laisser aller à croire que la portion avancée entraînerait l'autre. Nous en aurons, du reste, la preuve quand nous verrons les altérations que subit la portion du tendon non avancée.

Voici ce que nous avons trouvé dans notre premier cas

(obs. XII) au bout de trente-six jours : la portion du tendon avancée (muscle droit externe) se termine par des travées qui s'avancent jusqu'à 4mm,5 de la cornée en se confondant avec le cul-de-sac. De là, l'insertion se fait, en arrière, jusqu'à 8mm,5 de la cornée où se trouve la portion de tendon non détachée.

L'examen *histologique* montre une double insertion du tendon : la moitié inférieure (profonde) du tendon, y compris les fibres musculaires attenantes, ont conservé leur situation et leur insertion normale à la sclérotique, tandis que la moitié superficielle du tendon a été détachée et avancée. Le muscle a été dédoublé ainsi, suivant son épaisseur, en deux couches. Les fibres musculaires correspondantes à la couche supérieure se rapprochent plus de la cornée que les fibres de la couche inférieure, ce qui indique que l'avancement est réel. Elles se continuent par un tendon long de 4mm,5 qui est l'ancien tendon. L'extrémité de cet ancien tendon se recourbe en crochet. Elle est coiffée par une lame fibreuse qui se prolonge à la surface du globe en recouvrant la portion de tendon non détachée ainsi que son insertion sclérale. Cette lame se moule sur le globe et lui adhère à partir de l'insertion des fibres restées intactes jusqu'au bord cornéen.

La longueur de la portion de tendon non détachée est de 7mm,5. — Cette observation nous montre bien, outre la possibilité d'un avancement partiel, le raccourcissement du tendon et la formation d'un néo-tendon aux dépens de la capsule.

L'examen du tendon non avancé montre une altération intéressante qui ne se trouve nullement dans la portion avancée, véritablement active : la portion de ce tendon non désinséré la plus rapprochée de l'extrémité des fibres musculaires est infiltrée de nombreuses cellules graisseuses disposées en séries linéaires longitudinales entre plusieurs faisceaux de fibres.

Les fibres musculaires correspondantes nous ont paru intactes.

Dans un autre cas, nous avons trouvé également un faisceau tendineux non détaché, mais celui-ci beaucoup plus mince que le précédent. Le muscle était avancé en masse et dépassait l'ancienne insertion sclérale. Le faisceau non détaché formait de nombreux coudes au milieu du tissu conjonctif ambiant. Vers son milieu, on voyait un amas de cellules graisseuses qui paraissait envahir presque toute la largeur du faisceau.

En arrière, on retrouvait encore de semblables éléments. La portion avancée n'en montrait, par contre, aucun.

OBSERVATIONS.

Obs. X. — *Chien N° 12. Survie cinq jours. O. D., droit externe.*

Cette observation a été donnée dans le courant de notre description en même temps que l'examen histologique de la pièce.

Obs. XI. — *Chien N° 9. Survie trente jours. O. D., droit inférieur.*

(Nous nous sommes adressé de préférence au droit inférieur dans cette observation ainsi que dans deux observations suivantes à cause de l'obstacle presque insurmontable qu'offre le repli semi-lunaire épais et rigide chez le chien. Les avancements faits sur le droit interne n'ont pas réussi pour cette raison.)

Le droit inférieur a été détaché et paraît avancé. Son insertion est située à 5 millimètres de la cornée. Son tendon est long de 11 millimètres. — Longueur du tendon du droit interne 5 millimètres; — du droit supérieur 6 millimètres; — du droit externe 9 millimètres.

Longueur du corps du muscle 48 millimètres; longueur totale 57 millimètres.

Longueur du droit interne entier 58 millimètres; du corps seul 52 millimètres.

Longueur du droit externe 60 millimètres. — Longueur du droit supérieur du corps seul 58 millimètres; totale 62 millimètres.

Aponévrose de Ténon très épaissie au niveau de l'insertion et adhérente.

Le choanoïde inféro-interne a été avancé du même coup. Distance de son insertion à la cornée 5 millimètres (au lieu de 12 millimètres).

Examen histologique. — Le tendon de ce choanoïde est extrêmement court, à peine long de 1 millimètre. Il s'applique sur la sclérotique où il se confond immédiatement avec la capsule de Ténon qui le recouvre et dont il est impossible de le distinguer. La face inférieure de l'extrémité du muscle est soudée au globe par du tissu conjonctif jeune. On voit dans son intérieur un faisceau de l'ancien tendon qui a échappé aux ciseaux. Ce faisceau a une direction sinueuse et est infiltré par places de cellules graisseuses.

Le choanoïde est recouvert par la capsule qui se prolonge en avant où elle se confond avec la conjonctive bulbaire.

Obs. XII — *Chien N° 6. Survie trente-six jours.*

Droit externe gauche. — Avancement incomplet. La partie supérieure de l'ancien tendon, au lieu de s'insérer nettement suivant une ligne, se termine par des travées de tissu conjonctif qui s'insèrent sur une certaine longueur d'avant en arrière sur la sclérotique. Les plus antérieures se confondent avec le cul-de-sac conjonctival à l'endroit même où se voit la cicatrice de l'incision. L'insertion la plus antérieure des travées épaisses est située à 4mm,5 de la cornée, la plus reculée, à 8mm,5. Cette dernière représente nettement la moitié inférieure de l'ancien tendon non détachée.

Examen histologique. — A été donné à propos de l'avancement partiel du muscle.

Droit inférieur droit. — Se termine par un tendon très épais (2 millimètres) et étroit. Ce tendon s'insère jusque sur le bord scléro-cornéen, empiétant de 1 millimètre sur la cornée opacifiée en ce point. Partant de la cornée, l'insertion se continue sur la sclérotique sur une longueur de 6 millimètres. Ce sont des trousseaux fibreux épais et solides.

L'aspect du tendon a ceci de particulier que la partie faisant suite aux fibres musculaires paraît nacrée, semblable à l'ancien tendon normal sur une longueur de 5 millimètres. Puis cette partie qui est rigide se termine brusquement par un tissu conjonctif souple quoique résistant, nullement nacré, et qui se porte sur la sclérotique et le bord cornéen.

Obs. XIII. — *Chien N° 5. Survie quarante jours.*

O. D., droit inférieur. — L'insertion se fait par un tendon très court à 5 millimètres de la cornée. De ce point elle se prolonge jusqu'à la cornée sur laquelle elle empiète de 1 millimètre par du tissu fibreux peu épais, qui est la capsule de Ténon. L'insertion a une épaisseur de $1^{mm},5$, une largeur de 6 millimètres.

Obs. XIV. — *Chien n° 4. Survie 49 jours.*

O. D. Choanoïde inféro-interne (faisceau situé entre le droit interne et le droit inférieur), avancé en totalité. Son insertion est à 3^{mm} de la cornée (au lieu de 10^{mm}) et la partie terminale du muscle s'étend en largeur depuis le droit interne jusqu'au droit inférieur (sur un espace de 13^{mm}).

Le muscle s'arrête brusquement à 5^{mm} de la cornée par une sorte de bourrelet blanchâtre. De ce point partent des travées minces qui s'étendent jusque vers le bord cornéen.

La face superficielle de l'extrémité du muscle est doublée par du tissu conjonctif blanchâtre, mou, d'une épaisseur de 1^{mm}. Ce tissu s'arrête à environ 7^{mm} en arrière de l'insertion sclérale.

Examen histologique. — Le tendon, très court, est enveloppé dans une gangue de tissu conjonctif qui le rattache à la sclérotique. Vers le milieu de cette masse on voit des faisceaux assez volumineux de tissu conjonctif adulte qui continuent la direction du tendon et se perdent à la surface de la sclérotique.

O. G. Choanoïde supéro-externe. — Avancé jusqu'à 5^{mm} de la cornée (au lieu de 12^{mm}). Une partie de ses fibres sont restées insérées à 12^{mm} de la cornée. Le reste forme un tendon arrondi, fortement garni de tissu conjonctif blanchâtre, mou, qui est la capsule musculaire. Cette capsule se propage latéralement avec les mêmes caractères.

Examen histologique. — La soudure se fait par une gangue fibreuse qui entoure toute l'extrémité du muscle. Extrémité du muscle, capsule bulbaire, capsule musculaire sont confondus dans cette atmosphère celluleuse qui s'attache étroitement à la sclérotique.

Dans son intérieur on voit l'ancien tendon courant parallèlement à la sclérotique, mais noyé dans la masse celluleuse, sans toucher le globe.

Cette masse conjonctive est composée essentiellement de fines fibrilles renfermant un nombre assez restreint de cellules embryonnaires. Ces cellules se trouvent plus particulièrement rangées en amas qui tapissent les faces supérieure et inférieure du tendon. Elles constituent le moyen d'union entre le tendon et les capsules bulbaire et musculaire. Seulement la capsule musculaire ne montre pas ici ces trousseaux épais que nous avons trouvés dans les coupes passant au niveau des muscles droits et intéressant les ailerons d'arrêt.

CONCLUSIONS.

De même que dans le reculement, la soudure du tendon avancé se fait, dans l'avancement musculaire, par l'intermédiaire de la capsule.

Le processus de consolidation est le même que pour le cal osseux. Le manchon capsulaire est le premier lien solide qui unit ce muscle au globe. Peu à peu ce manchon se réduit et il ne reste bientôt plus qu'une lame fibreuse faisant suite au muscle et se continuant sur la sclérotique jusqu'au pourtour cornéen.

Puisque la réunion se fait surtout par la capsule, il faut avoir soin de charger avec les aiguilles la capsule le plus loin possible en arrière. Non seulement on augmente ainsi l'effet de l'avancement, mais on garantit le tendon contre l'action nuisible du fil.

Si la suture lâche prise, il faut s'attendre à trouver l'insertion antérieure assez près de la cornée. Mais le néo-tendon est très allongé et le muscle se trouve en réalité reculé en arrière. Ce mécanisme est le même que pour le reculement.

Dans l'avancement partiel du tendon, les fibres restées insérées ne sont pas entraînées en avant par les autres. Elles restent à leur distance primitive de la cornée. Le tendon qui leur correspond s'infiltre de cellules graisseuses.

TROISIÈME PARTIE.

AVANCEMENT CAPSULAIRE.

M. de Wecker a fait connaître au commencement de l'année 1885, une opération destinée à remplacer l'avancement musculaire dans les cas où une simple ténotomie était insuffisante à corriger la déviation strabique C'est l'avancement capsulaire.

Le procédé repose sur ce principe : qu'on peut déplacer le globe oculaire par une simple traction exercée sur la capsule ou ses émanations. Si on raccourcit par un plissement la capsule au devant de l'insertion d'un muscle affaibli, on ne renforce pas seulement ce muscle en doublant son insertion capsulaire, mais on dévie aussi la cornée et les parties avoisinantes de la capsule péricornéenne, de même que ses expansions vers le muscle affaibli.

En outre, en attirant ainsi l'expansion orbitaire ou aileron ligamenteux, en avant, on agrandit sensiblement, suivant M. Motais, l'arc d'excursion du muscle à renforcer (*Bulletin de la Société française d'ophtalmologie*, 1885.)

Voici la description du procédé telle qu'elle a été donnée par M. de Wecker : « A-t-on affaire à un strabisme convergent? nous détachons près du bord externe de la cornée « une demi-lune de conjonctive de 3 à 4^{mm} de largeur, en « donnant au lambeau une légère concavité du côté de la cornée. Le retrait de la conjonctive met à nu l'insertion tendineuse du droit externe et nous permet d'établir une boutonnière dans la capsule, près des deux extrémités de ce « tendon, en ayant soin de dégager la capsule au dessous du

« muscle et latéralement. On place alors deux sutures : une « au-dessus et l'autre au-dessous du diamètre vertical de la « cornée. La suture prend en ces points, situés près du bord « cornéen, un pont formé de la conjonctive et du tissu sous-« conjonctival, pour ressortir dans la pl[illegible] conjonctivale. « L'aiguille est alors introduite dans la boutonnière de la « capsule, glisse sous le tendon et ressort en trav[illegible]ant le « tendon, la capsule et la conjonctive, en un point placé un « peu en arrière de l'insertion du droit externe, près du mi-« lieu de ce tendon.

« Les extrémités des sutures étant momentanément reje-« tées vers la tempe, on procède au détachement du droit in-« terne (seul temps douloureux de l'opération); suivant que je « désire avoir un effet correcteur moindre ou plus considéra-« ble, je me borne à un simple détachement du tendon, ou je « dégage tout d'abord soigneusement la conjonctive et la ca-« roncule au-devant du tendon, et, celui-ci détaché, je libère « avec les crochets la capsule latéralement sur le globe « oculaire ; de cette façon, je permets, les sutures étant fer-« mées, une déviation plus considérable de la cornée en de-« hors, tout en accusant plus notablement le reculement du « tendon du droit interne.

« La fermeture des sutures constitue le dernier temps de « l'opération. Elles peuvent rester plusieurs jours en place. « On ne les retire le lendemain ou le surlendemain que si « l'œil jette, c'est-à-dire, dans les cas où l'on ne s'est pas « servi de fils de soie soigneusement désinfectés. »

Nous avons exécuté cette opération sur des chiens vigoureux où la capsule était bien dessinée. Nous avons le plus souvent pratiqué la ténotomie du droit interne, car, chez les chiens, l'avancement capsulaire doit nécessairement s'exécuter au côté externe. Le repli semi-lunaire qui remplit l'espace compris entre le globe et l'aileron d'arrêt du droit interne, serait un obstacle presque insurmontable au passage des sutures. Les sutures n'ont été serrées qu'après la ténotomie de l'antagoniste.

Ces opérations n'ont été entreprises sur les animaux qu'après une série d'essais sur le cadavre, et après avoir vu nombre de fois M. de Wecker exécuter l'avancement capsulaire à la Clinique de la rue du Cherche-Midi, où, disons le, nous avons toujours été accueilli avec la plus grande bienveillance. Nous tenons à en remercier ici notre maître.

On peut dire que l'avancement capsulaire est une opération qui offre beaucoup moins de chances fâcheuses que les autres opérations de strabisme. Lorsqu'il est pratiqué seul, par exemple dans le cas d'une insuffisance des droits internes chez un myope, on peut sans crainte exagérer momentanément l'effet désiré, car l'expérience a montré que la surcorrection diminue bien vite et que la diplopie cesse au bout de un jour ou deux. Si on le combine avec la ténotomie de l'antagoniste dans les cas d'un strabisme dépassant 15° jusqu'à 25°, il est nécessaire de posséder un certain tact, une certaine expérience, sans laquelle on risque fort de dépasser le but. Néanmoins la surveillance attentive du malade apprendra bientôt s'il faut laisser les sutures en place pendant plusieurs jours ou bien les retirer dès le lendemain. Passé 2,5°, on peut, en général, rechercher l'effet opératoire maximum, car l'œil habituellement amblyope dans ces cas, n'a que trop de tendance à reprendre sa position vicieuse. Bien entendu que l'expérience clinique intervient ici pour une large part et apprend quelle doit être l'étendue du dégagement capsulaire fait au moment de la ténotomie.

Nous ne nous arrêterons pas à discuter le dosage même de l'effet opératoire dans l'avancem nt capsulaire. Suivant que les sutures remonteront plus ou moins loin dans la capsule d'un côté et le tissu épiscléral de l'autre, suivant que la constriction avec les fils aura été plus ou moins forte, le résultat sera lui-même variable. Mais, nous l'avons dit, l'expérience clinique seule peut venir ici en aide à l'opérateur.

Pour nous, nous rappelant que dans la plupart des cas, l'effet demandé à cette opération, est un effet maximum, nous chercherons à déterminer, à la lumière des résultats fournis par l'anatomie pathologique, le procédé qui permettra d'atteindre le plus facilement ce but. Nous aurons donc à étudier les causes qui peuvent agir à l'encontre de l'intervention chirurgicale et même en annuler l'effet.

Mais avant d'aller plus loin, il nous semble nécessaire de répondre à une question qui nous a été posée plusieurs fois : L'avancement capsulaire existe-il, anatomiquement parlant? Sans aucun doute, et ceux qui ont exécuté eux-mêmes ou vu exécuter cette opération, ne conservent pas à ce sujet la moindre hésitation.

L'examen des pièces anatomiques est non moins convaincant, surtout lorsque l'opération remonte à peu d'heures, alors que l'inflammation n'a pas encore déterminé d'adhérences. Au bout de vingt heures environ, après un avancement capsulaire où le tendon avait été intéressé et en partie coupé par les sutures, le phénomène le plus frappant était cet avancement de la capsule fortement tiraillée en avant et transmettant directement au muscle les moindres tractions qu'on exerçait sur elle avec une pince. Dans ce cas la capsule formait une véritable bandelette saillante et tendue. Or, on sait bien qu'elle est loin de se présenter sous cet aspect à l'état normal.

Plus tard, au bout de cinquante jours, cet avancement de certaines portions de la capsule correspondant aux traînées linéaires cicatricielles des sutures, était encore évident. C'était alors une grosse membrane, épaissie, qui rattachait l'extrémité du corps du muscle à la périphérie cornéenne et apparaissait beaucoup plus courte que les portions de capsule voisines.

Dans tous les autres cas, le doute n'existait pas davantage; seulement l'épaississement inflammatoire rendait l'examen plus difficile.

Nous insistons sur ce fait parce que nous croyons pouvoir attribuer au doute sur la réalité même de l'avancement la tiédeur que nous avons rencontrée, pour cette opération, dans certaines cliniques de Paris et aussi de l'étranger.

Pour bien comprendre comment agit l'avancement capsulaire, rappelons nous bien la disposition de cette capsule. Au point de vue purement chirurgical, nous pouvons considérer la capsule externe, la capsule musculaire, comme nous l'appelons de préférence, comme une coupe dont l'ouverture serait tournée en avant. La cavité de la coupe est remplie par le globe (recouvert lui-même par la capsule interne, ou bulbaire, trop peu importante pour que nous en tenions compte ici). Le fond concave de la coupe, correspondant à l'hémisphère postérieur, est constitué par un tissu mince qui ne nous intéresse pas. La portion droite de la coupe terminée en avant par la circonférence antérieure, mérite toute notre attention. Cette portion se moule étroitement sur l'hémisphère antérieur jusqu'au voisinage du bord cornéen. Elle est constituée par un tissu fibreux, dense, résistant. Si nous faisons donc abstraction de sa partie postérieure mince, ou fond de la coupe, il nous reste un anneau fibreux faisant tout le tour du globe et se perdant insensiblement sur l'hémisphère antérieur, ainsi que nous venons de le dire. Telle est la disposition de cet anneau dans l'*intervalle* des muscles droits. Mais comment se comporte-t-il au niveau de l'insertion de ces muscles? Il se laisse perforer par ces muscles, mais non pas par une ouverture à l'emporte-pièce. Au contraire, de cet anneau part, au niveau de chaque muscle, un véritable manchon fibreux qui entoure l'extrémité antérieure, charnue, du muscle, d'une gaine résistante et fortement adhérente aux fibres musculaires. Cette adhérence est surtout marquée à l'extrémité antérieure de la face superficielle du muscle, d'où part, au niveau de chaque muscle droit, une bandelette fibreuse contenant, dans sa moitié antérieure, des fibres lisses appelée aileron ligamenteux, aileron d'arrêt, tendon d'arrêt, et qui se dirige vers le rebord osseux de l'orbite pour s'y insérer en se confondant avec le périoste. Cette bandelette est très marquée au niveau des droits interne et externe ; moins apparente au niveau des droits inférieur et supérieur, où elle rencontre des obstacles sur son chemin avant de gagner le rebord orbitaire, en bas le corps du petit oblique, en haut le releveur de la paupière ; nous n'insisterons pas sur ces détails.

Ainsi donc : Anneau fibreux entourant le globe suivant son équateur et perforé par les muscles auxquels il fournit des gaines fibreuses remontant en arrière sur le corps musculaire. C'est ce que nous appellerons, à notre point de vue chirurgical, la capsule. De la face superficielle des muscles droits part une bandelette fibreuse allant à l'orbite : c'est l'aileron d'arrêt.

Il résulte de cette description qu'anneau fibreux circulaire, ou capsule, et gaines fibreuses coiffant l'extrémité des muscles, ne font qu'une seule et même membrane. Que l'on exerce une traction sur la capsule, et l'on attirera nécessairement l'extrémité du corps musculaire à soi. Quant aux tendons, leurs faces superficielle et profonde n'ont que de faibles adhérences avec la capsule sus-décrite et avec le globe. Mais leurs bords se continuent latéralement avec l'anneau fibreux, d'où cette conclusion que l'insertion d'un muscle ne se fait pas seulement par les fibres brillantes, nacrées, du tendon, mais encore par l'intermédiaire des expansions de la capsule sur le globe.

Lorsque nous avons fait, parallèlement au bord cornéen, un dégagement conjonctival en arc de cercle que la rétraction du tissu transforme aussitôt en demi-lune, et que nous avons excisé le sommet du lambeau ainsi créé, nous avons sous les yeux l'insertion du tendon à peine reconnaissable aux vaisseaux ciliaires antérieurs pénétrant en ce point dans la sclérotique. Mais le tendon lui-même ne se reconnaît pas. Ses fibres sont recouvertes par la capsule bulbaire, dont nous n'avons pas parlé pour ne pas embrouiller notre description. Il est absolument inutile de rechercher avec plus d'exactitude la situation des bords du tendon. Sachant que le milieu du tendon correspond, à très-peu près, au méridien horizontal de l'œil, on donne un premier coup de ciseau à environ 4mm au-dessus de ce méridien, un second à la même distance au-dessous, et on ouvre ainsi la capsule. Dans les ouvertures béantes on peut passer la pointe mousse des ciseaux et la glisser sous le tendon pour bien s'assurer que la capsule est ouverte. On charge ensuite le bord postérieur de chacune des ouvertures capsulaires sur un fil qu'on a, au préalable, passé dans le tissu épiscléral, vers les extrémités supérieure et inférieure du diamètre vertical de la cornée. Il ne reste plus qu'à serrer les extrémités de chaque fil. Chaque suture attire en avant l'anneau fibreux dont nous avons parlé, et par son intermédiaire l'extrémité antérieure du muscle. Le résultat va être une adhérence de l'anneau fibreux capsulaire plus rapprochée de la cornée qu'à l'état normal, et, par suite, une application de la force du muscle sur une surface plus rapprochée de la périphérie cornéenne que précédemment.

Disons tout de suite que cette expression d'avancement capsulaire ne nous paraît exprimer qu'un phénomène apparent, le rapprochement de l'anneau capsulaire de la cornée. En réalité, nous croyons que la capsule se déplace fort peu dans l'espace, et que c'est le globe, au contraire, qui est attiré fortement vers le muscle insuffisant et qui tourne autour de son centre de rotation. On comprend fort bien que la capsule ne s'avance pas, puisqu'elle adhère au muscle, dont l'extrémité postérieure est fixe.

Nous savons comment l'avancement capsulaire se présente à l'autopsie : La capsule de Ténon forme une bande épaisse qui unit la face superficielle du muscle avec le pourtour scléral. La traction sur le muscle se transmet par cette bande à l'insertion antérieure, et le tendon vrai du muscle ne paraît pas avoir plus d'importance qu'un simple faisceau de ce néo-tendon créé artificiellement par l'opérateur. Là nous paraît devoir être cherchée l'explication de l'effet obtenu : c'est une véritable insertion nouvelle complétant l'ancienne sans la détruire. Lorsqu'on a eu soin de le ménager, l'ancien tendon se retrouve toujours brillant et nacré au-dessous de la lame fibreuse tendue au dessus de lui, et sa face profonde glisse librement sur le globe comme par le passé. Nous avons donc toute garantie contre un résultat fâcheux : le pire que nous pouvons redouter est de n'obtenir aucun avantage. Nous savons qu'on ne peut pas toujours en dire autant de l'avancement musculaire.

Faut-il attribuer l'effet obtenu dans l'avancement capsulaire uniquement au rapprochement de l'insertion musculaire du pôle antérieur, autrement dit, cette opération a-t-elle un effet purement dynamique ? Nous ne le croyons pas. En effet, quand on dissèque une pièce pathologique, on trouve que les travées fibreuses qui s'avancent vers le bord cornéen n'ont pas pour origine unique la capsule musculaire, mais qu'il en vient aussi du pourtour osseux de l'orbite. Elles sont dues à un tissu cellulaire très-lâche qui, à l'état normal, tapisse l'intervalle compris entre l'aileron d'arrêt et le rebord orbitaire, d'un côté, le globe, de l'autre, et se glisse en avant sous la conjonctive bulbaire. L'inflammation de ce tissu créera donc des adhérences entre le globe et le pourtour orbitaire. A l'effet dynamique s'est ajouté un effet mécanique qui persisterait alors même qu'on aurait libéré l'insertion postérieure du muscle.

Cet exposé des dispositions anatomiques rencontrées à

l'autopsie montre, croyons-nous, suffisamment que l'action de l'avancement capsulaire est bien telle que nous l'avons comprise. On a voulu, il est vrai, l'expliquer autrement : L'aileron ligamenteux, a-t-on dit, est un modérateur de l'action musculaire. En avançant l'extrémité antrieure du muscle, on avance du même coup l'insertion sur le muscle de l'aileron, ou, ce qui revient au même, on rapproche l'extrémité postérieure, mobile, de l'aileron, de son extrémité antérieure, osseuse. Telle sera la nouvelle position à l'état de repos. Si le muscle vient maintenant à se contracter, son extrémité antérieure pourra se reporter en arrière d'une quantité plus considérable, puisque l'aileron détendu par l'opération, arrivera moins rapidement au degré d'extension qui doit limiter le mouvement de recul du muscle. Le raccourcissement du muscle se fera donc sur un parcours plus étendu qu'à l'état normal et son énergie se trouverait également augmentée.

Cette explication nous parait ne pas tenir compte de ce fait que l'avancement de la capsule ne s'opère que très peu dans l'espace, en prenant un point fixe, le rebord orbitaire, par exemple, comme point de repère, mais qu'en réalité c'est le bord cornéen qui est amené vers le muscle. Si l'aileron se trouve relâché, il le sera donc d'une quantité minime.

Nous pensons aussi qu'il ne faut pas s'exagérer l'importance du rôle joué par l'aileron. On admet que le mouvement d'excursion des globes, dans le Champ de Regard est de 45° en moyenne en dehors et en dedans. Or, combien de fois n'arrive-t-il pas qu'on trouve 35° par exemple du côté de l'adduction et 65° à 70°, du côté de l'abduction?

Si l'action de l'aileron était si manifeste, on ne comprendrait pas comment le droit externe pourrait déterminer un mouvement de rotation pareil sans être arrêté bien auparavant par l'aileron ligamenteux externe.

Faut-il prendre le tendon dans la suture, en même temps que la capsule, lorsqu'on désire obtenir un effet considérable?

M. de Wecker le recommande, et dans quelques cas même il conseille de prendre l'extrémité du muscle. Cette précaution paraît, en effet, toute naturelle, et, de prime abord, il semble qu'on doive augmenter beaucoup l'effet de l'avancement capsulaire proprement dit. C'est un véritable compromis avec l'avancement musculaire. Aussi dans nos opérations sur nos animaux, prenions-nous volontiers le tendon dans l'espoir de trouver enfin à l'autopsie le plissement tant désiré du tendon qui ne pouvait pas, pensions-nous, faire défaut. Or, l'événement nous a donné tort. Nous avons cinq fois fait l'avancement en comprenant le tendon dans la suture. Voici les résultats constatés à l'autopsie :

Obs. xv.

Chien N° 15. O. D. — Mort après 20 heures.

La suture supérieure seule passée dans le tendon, l'a déchiré et tiraille la capsule seulement.

Obs. xvi.

N° 16. O. D. — Droit externe. — Survie 35 jours.

Le muscle présente un très court tendon cicatriciel au niveau de la suture supérieure. Insertion de ce tendon à 10mm de la cornée (au lieu de 0mm 5). A partir de ce point jusqu'à 0mm 5 de la cornée, lieu de l'insertion normale, le tendon a un aspect blanchâtre et adhère à la sclérotique. La moitié inférieure du tendon, correspondant à la suture inférieure, a été peu altérée. Elle adhère légèrement à la sclérotique, mais va jusqu'à l'insertion normale.

O. G. Droit externe. Moitié inférieure du tendon prise par la suture. Elle se divise en 2 ou 3 chefs ayant l'aspect d'un tendon cicatriciel qui s'insère immédiatement à 11mm de la cornée. La moitié inférieure du tendon, non prise par la suture inférieure, s'insère normalement à 7mm de la cornée.

Obs. XVII.

N° 14. — Survie 82 O. G. Droit externe.

La moitié supérieure du tendon a été chargée sur la suture supérieure. L'insertion se fait à 14^{mm} de la cornée par un tendon épaissi et blanchâtre. La moitié supérieure du tendon s'insère à 8^{mm} de la cornée, non altérée.

O. D. Droit externe. Moitié supérieure du tendon non prise par la suture, s'insère à 7^{mm}. Au contraire, la moitié inférieure saisie, par la suture, adhère solidement à la sclérotique jusqu'à 14^{mm} en arrière de la cornée.

On voit que le résultat est loin d'être satisfaisant : au lieu de se plisser et de permettre un avancement du corps du muscle, le tendon s'est laissé couper par les sutures, partout où les sutures l'ont intéressé. Dans aucun cas, nous n'avons pu constater seulement une ébauche de plissement. Au contraire, dans tous les cas nous avons eu un véritable reculement de cette portion que nous voulions avancer : au lieu de s'insérer à 7^{mm}, elle s'insérait à 11^{mm} de la cornée.

Dans quatre de ces cas, la moitié du tendon avait été laissée bien intacte. L'examen à l'œil nu nous avait fait conclure qu'il en était de même pour le n° 16, O D; la moitié inférieure du tendon nous paraissait presque normale. Or, voici ce qu'a montré l'examen de nombreuses coupes : Le tendon n'est nulle part en communication directe avec le tissu scléral; il a donc été complètement coupé par les sutures. Seulement l'aspect est différent suivant la hauteur à laquelle les coupes ont été faites. La plupart des préparations montrent le muscle se terminant par un tendon très court formé par du tissu conjonctif jeune, presque à pic sur le globe. Sa face superficielle, néanmoins, se continue par une lame conjonctive rejoignant en avant la sclérotique. D'autres préparations montrent le tendon désinséré, mais non reculé. Les fibres sont rangées parallèlement à la sclérotique à laquelle elles sont rattachées par une couche de tissu conjonctif. Le reculement a été certainement empêché en ce point par une forte traction de la capsule.

Ici donc nous étions bien prêt d'avoir un reculement au lieu d'un avancement! Et cela pour avoir voulu trop bien faire en prenant le tendon entier dans les sutures. L'insuccès n'a été évité que grâce à la traction énergique des fils sur la capsule. Le reculement du muscle a été ainsi empêché.

Même en l'absence de tout reculement du muscle, il est certain que les adhérences créées par l'inflammation entre le muscle et la sclérotique sont une condition défavorable et agissent en sens contraire de l'avancement. Le n° 14, O D, en est un exemple.

Quelle est maintenant l'explication à donner de cette section du tendon par les sutures, tandis que la capsule a toujours été trouvée avancée? Cette explication est facile à trouver. Le fil fortement retenu par le tissu épiscléral sur le bord cornéen, détermine en passant sous le tendon, un grand pli dans cette membrane. Ce pli est fortement attiré en avant au moment où l'on serre le nœud. Les deux extrémités du tendon placé à cheval sur la suture, se trouvent solidement retenues, l'une par son insertion sclérale, l'autre par le muscle lui-même avec lequel elle se continue et qui se contracte incessamment. Notre suture rigide se trouve donc être devenue une véritable suture élastique dont l'aptitude à diviser les tissus est bien connue. Aussi au bout de peu d'heures trouverons-nous le tendon coupé. Quant à la capsule, composée de tissu conjonctif et élastique enfeutrés, elle échappe à ces conditions mauvaises et se laisse tirailler au gré de l'opérateur sans danger de rupture.

Nous n'avons jamais passé nos sutures au travers du muscle même, Mais d'après ce que nous avons constaté sur le tendon, nous pouvons augurer que le résultat doit être bien aléatoire.

La conclusion à tirer de ces observations est la suivante : l'avancement capsulaire doit rester un avancement de la capsule pur et simple. La combinaison avec l'avancement musculaire est une pratique qui doit être rejetée.

Nous n'avons parlé jusqu'à présent que de la traction directe que l'on peut exercer sur l'extrémité du muscle par l'intermédiaire de la capsule avancée. Nous avons dit que l'on crée ainsi entre ce muscle et le bord cornéen, un néo-tendon plus tendu que le tendon véritable et présentant une insertion plus favorable. De plus les adhérences établies entre la paroi orbitaire et le globe par le tissu cicatriciel exercent une action continue dont le résultat est de donner au globe une direction nouvelle, fixe, indépendant de l'action musculaire.

L'autopsie du chien n° 14, O. D. nous a montré une disposition anatomique remarquable et qui pourrait faire entrevoir un mode d'action de l'avancement capsulaire différent de celui que nous avons étudié jusqu'à présent. Voici cette observation :

Chien n° 14. O. D. Droit externe. Avancement capsulaire. Survie 8 jours.

L'extrémité du tendon du droit externe est couverte par une épaisse gangue fibreuse qui part du rebord cornéen pour finir insensiblement à la face externe du muscle à quelques millimètres en arrière de l'union du corps musculaire avec le tendon.

Cette masse s'arrête à environ 2 millim de la cornée par un rebord à pic. Ce rebord forme la base d'un triangle fibreux dont le sommet se trouverait au niveau de l'extrémité du corps musculaire. Les deux angles de ce triangle adjacents à la base correspondent aux sutures supérieure et inférieure. A chacun de ces angles se rend un gros faisceau de tissu fibreux d'apparence lardacée sur la coupe.

: En incisant cette masse au niveau du bord supérieur du tendon, on trouve ce tendon brillant, non altéré s'insérant à 7^{mm} 5 de la cornée. La suture supérieure n'a donc pris que la capsule. Mais cette moitié supérieure du tendon n'arrive à son insertion qu'en décrivant une courbe dont la concavité regarde le globe. Dans cette concavité passe un gros faisceau conjonctif venant de l'angle supérieur du triangle dont nous avons parlé, c'est-à-dire de la suture supérieure. Ce faisceau émerge au niveau du bord inférieur du tendon et se recourbe en avant pour gagner le bord cornéen où il constitue le bord inférieur du triangle. Ce bord, nous le savons, correspond à la suture inférieure.

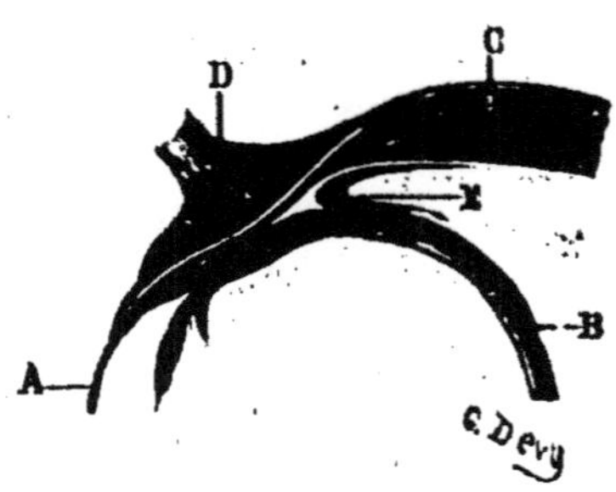

Fig. 7.

Chien nº 11. — O. D. — Coupe transversale.

Avancement capsulaire du droit externe.

A. Cornée.
B. Sclérotique.
C. Muscle dr. externe.
D. Capsule avancée très épaissie.
E. Feuillet réfléchi de la capsule musculaire pris par la suture, ramassé, tassé et formant poulie de renvoi au muscle.

(D'après un dessin et une préparation de l'auteur.)

Cette suture a pris la portion correspondante du tendon et a déterminé une adhérence de la face profonde du muscle à la sclérotique qui s'étend jusqu'à 8^{mm} en arrière de la ligne d'insertion normale du tendon. Au contraire, la moitié supérieure du tendon, non saisie par la suture, n'a pas contracté d'adhérences avec le globe. Elle n'y est rattachée que par du tissu cellulaire lâche qui forme une véritable bourse séreuse facilitant le glissement du tendon sur le faisceau fibreux.

Ce faisceau fibreux forme donc une sangle passant au-dessous du tendon et l'attirant vers le bord cornéen. Cette sangle par son épaisseur, forme poulie de réflexion au tendon et sur la pièce conservée dans l'alcool, le muscle droit externe, loin de s'appliquer sur le globe comme les autres muscles, s'en éloigne d'environ 3^{mm} et reprend cette position dès qu'on cesse de l'en rapprocher avec la pince.

La portion de la capsule qui a donné naissance à ce faisceau fibreux formant sangle et poulie de réflexion au tendon, est évidemment le feuillet réfléchi de la capsule musculaire qui, de la face profonde du muscle se replie sur le globe pour le tapisser jusqu'à l'entrée du nerf optique. Ce faisceau a été épaissi par l'inflammation de voisinage.

On voit que si l'on pouvait à coup sûr charger sur l'aiguille ce repli capsulaire postérieur en même temps que les expansions latérales du tendon on augmenterait certainement les chances de succès de l'opération, car à la traction simple des sutures sur les expansions du tendon on ajouterait une traction sur la face profonde du muscle et la formation d'une poulie de réflexion pour le tendon.

On atteindrait ainsi sûrement le but que doit se proposer l'avancement capsulaire : Répartir la traction sur l'extrémité toute entière du muscle, autant sur ses faces superficielle et profonde que sur ses bords. Respecter le tendon avec les fils, sous peine de le couper.

Pour arriver à charger ce repli profond sur les aiguilles, voici comment nous proposerions d'opérer : Le globe est attiré du côté opposé au muscle insuffisant avec une pince. Le détachement de la conjonctive est fait avec les précautions que nous dirons plus loin. Arrivé sur l'insertion du tendon (reconnaissable à la pénétration des artères ciliaires dans la sclérotique), on ouvre au-dessus et au-dessous de lui la capsule d'un coup de ciseau. Mais au lieu de charger simplement cette capsule sur l'aiguille introduite le plus loin possible en arrière, nous proposons de glisser l'une des branches d'une pince fine à dent de souris entre la capsule et le globe le plus loin possible en arrière (sans dépasser néanmoins une distance de 10^{mm} à partir de l'insertion du tendon). On est sûr ainsi de prendre, en fermant la pince, l'expansion latérale du tendon et le repli profond de la capsule. On attire le tout en avant et on passe l'aiguille. On agit de même sur le bord opposé du tendon.

Il est nécessaire de se servir d'aiguilles fortement courbes. Ces aiguilles ont été passées, au préalable, dans le tissu épiscléral voisin du bord cornéen, mais sans qu'il soit besoin que leur point d'entrée se trouve au-delà des extrémités du diamètre vertical cornéen. En effet, nous croyons qu'il y a inconvénient à prendre une trop grande longueur de tissu épiscléral dans les sutures; les points extrêmes d'entrée et de sortie du fil dans l'episclère et la capsule se trouvent ainsi très éloignés l'un de l'autre. Si l'on serre fortement la suture, on peut être à peu près sûr qu'elle coupera très rapidement, en peu d'heures, l'épisclère, avant que l'accolement ait pu se produire. Il en résultera un relâchement prématuré de ces sutures.

Nous croyons qu'il est bon de disséquer et de réséquer largement la conjonctive avoisinant le bord cornéen et s'étendant de ce bord vers le muscle à opérer. En effet, en enlevant un large lambeau de muqueuse, on crée une surface d'avivement très étendue, où la capsule avancée vers la cornée pourra venir prendre de solides adhérences. Sans cette précaution la capsule va se trouver appliquée sur une surface garnie d'épithélium où toute soudure devient impossible. Dans ces cas, on peut voir la capsule se retirer en forme de bourrelet à mesure que les sutures se relâchent.

Plissement du tendon. — Dans toutes nos opérations nous avons cherché à obtenir un plissement du tendon indiquant que le corps musculaire était avancé vers la cornée. Nous n'avons jamais pu le constater à l'autopsie, ni sur nos préparations dans le cas où le tendon avait été pris par la suture. Au contraire, dans l'avancement capsulaire pur, nous l'avons observé bien nettement, mais seulement dans les préparations histologiques. Il avait passé inaperçu à l'autopsie.

Sur le *chien n° 4*, tué au bout de quarante-neuf jours, nous avions avancé le faisceau supéro-externe du choanoïde de l'œil gauche. Le muscle droit externe était resté intact. La traction sur la capsule par les sutures avait été très énergique au niveau de l'extrémité de ce muscle. Les coupes nous ont montré le tendon du droit fortement ondulé, tandis que la capsule se rendait sous forme d'une bande fibreuse de l'extrémité charnue du muscle au bord cornéen. La capsule avancée constituait donc bien un néo-tendon qui suppléait à l'action supposée insuffisante du tendon normal.

Avancement de l'aileron. — Nous avons répété souvent que l'avancement capsulaire avait pour but de relier le corps du muscle au pourtour cornéen par un tendon artificiel plus court que le tendon véritable ; de plus, avons-nous ajouté, l'insertion plus favorable donnée au muscle n'est pas le seul facteur appréciable, mais il faut aussi tenir compte des obstacles que le tissu cicatriciel, unissant le globe à l'orbite et au muscle lui-même, dont l'extrémité postérieure est fixe, oppose à la rotation de l'œil dans le sens de la déviation vicieuse. C'est ce que nous exprimions en disant qu'il y avait là non-seulement une action dynamique, mais aussi une action mécanique. Jusqu'ici on ne s'était guère adressé qu'à la capsule seule ou unie au tendon. L'épaisseur et la résistance de l'aileron d'arrêt unissant l'extrémité du muscle au rebord orbitaire nous ont donné l'idée d'amener le bord cornéen en contact avec la face interne de cet aileron, mais dans sa moitié postérieure, tandis que normalement ce bord ne correspond même pas à l'extrémité antérieur de l'aileron. On créerait ainsi des adhérences fibreuses plus ou moins allongées entre ce rebord et l'extrémité profonde de l'aileron, et la traction du muscle s'exercerait sur l'hémisphère antérieur par l'intermédiaire de ces adhérences. Les fonctions de l'aileron ne se trouveraient que fort peu troublées par ces adhérences. La moitié antérieure, musculaire et extensible, jouerait toujours le rôle de ligament élastique. Enfin on n'aurait, en cas d'insuccès, aucun accident à redouter, puisque l'insertion musculaire doit rester intacte.

La difficulté est d'amener cette extrémité postérieure de l'aileron assez loin en avant pour qu'elle puisse être chargée sur l'aiguille. Voici comment nous avons procédé plusieurs fois sur le cadavre :

Dégagement de la conjonctive, passage des sutures dans l'épisclère, comme dans l'opération ordinaire. L'insertion du tendon est sous les yeux. On glisse l'extrémité des ciseaux mousses fermés sur la face superficielle du tendon assez loin en arrière, jusqu'à ce qu'on sente l'instrument arrêté par une résistance bien nette : on se trouve au point de détachement de l'aileron partant du muscle pour se rendre au rebord orbitaire.

Aux ciseaux on substitue alors une pince fine à dents de souris et à arrêt ; on implante solidement son extrémité dans l'extrémité postérieure de l'aileron, et on amène doucement en avant, jusqu'à fleur du rebord orbitaire, cette extrémité. On passe les sutures dans ce tissu résistant, puis on enlève la pince, et on serre les fils.

Nous avons obtenu ainsi de bonnes déviations sur le cadavre. Mais l'expérience sur le vivant nous manque encore.

On pourra reprocher à cette opération de limiter les mouvements du globe en fixant l'œil à une bandelette tendue. Mais cette bandelette est extensible; les adhérences nouvelles, quelles qu'elles soient, se relâchent toujours. Du reste, dans les cas de strabisme de 40° et plus, où nous la préconisons, une correction forte n'est pas achetée trop chèrement au prix d'une petite limitation dans l'excursion du globe.

Cette opération serait le pendant de celle qui vient d'être décrite par M. Motais (*Archives d'Ophtalmologie*, avril 1886) Mais au lieu d'augmenter la force du muscle en supprimant le résistance de l'aileron, comme le fait cet auteur, nous nous servons de cet aileron comme point fixe vers lequel nous attirons le bord cornéen.

Nous résumerons ces données sur l'avancement capsulaire dans les *conclusions* suivantes :

L'avancement de la capsule peut être constaté anatomiquement.

L'autopsie montre une bande fibreuse unissant le corps du muscle au pourtour cornéen et plus courte que le tendon.

Ce tendon peut être plissé, mais faiblement.

Si l'on réussit à prendre le feuillet sous-musculaire, réfléchi, de la capsule musculaire, on détermine la formation d'une sangle passant au-dessous du tendon, l'attirant en avant, et lui servant de poulie de réflexion.

L'effet obtenu n'est pas dû seulement à une action dynamique, mais encore à une action mécanique.

L'avancement capsulaire ne doit pas être combiné avec l'avancement du tendon non détaché.

Avoir soin de réséquer un large lambeau conjonctival.

L'avancement de l'aileron nous paraît une opération digne d'être expérimentée.

QUATRIÈME PARTIE

ACTION DES OPÉRATIONS DE STRABISME

Sur l'Œil et ses Annexes.

Action sur la vision et la réfraction. — Nous avons observé un cas très net d'augmentation de l'acuité visuelle à la suite d'un reculement du droit interne combiné à l'avancement capsulaire du droit externe chez un jeune garçon de 14 ans atteint d'un strabisme convergent de 45°, remontant à l'enfance.

Avant l'opération :
OD Hm + 2 V = 1/6 (+ 2 à l'ophthalmoscope).
20 jours après l'opération :
OD indifféremment avec + 2 ou − 2 V = 1/3
34 jours après l'opération :
OD, sans correction, V = 1/3.

Ici il y a eu une augmentation de l'acuité visuelle, en même temps qu'une contraction plus énergique du muscle ciliaire. Notons que le malade n'avait pas exercé particulièrement l'œil opéré pendant les vingt premiers jours. Il nous semble assez difficile d'expliquer un résultat pareil. Notons que plusieurs auteurs ont déjà signalé l'augmentation de l'acuité visuelle des yeux strabiques peu après les opérations.

Voici un cas où, l'acuité visuelle étant bonne, la réfraction de l'œil a diminué de 1d 5 à la suite du reculement du droit interne combiné à l'avancement capsulaire du droit externe.

Fille âgée de 16 ans. Anisométropie. Strabisme divergent de l'œil gauche. Déviation — 20°.

OD 0°—1d25 cyl. V=1/2.
OG M—7 V=2/3.

Double opération sur l'œil gauche le 23 novembre 1885.

6 décembre 1885.	OG M—6	V=2/3 (—8 brouille).
11 —	OG M—7	V=2/3 (—6 est insuffisant).
18 —	OG M—8	V=2/3 (avec —6 V=1/2).
25 février 1886.	OG M—5d5	V=2/3 (—6 à l'ophthalmoscope).
23 avril 1886.	OG M—5d5	V=2/3.

Dans ce cas, la correction de la déviation fut complète. La vision binoculaire fut rétablie et la malade possédait une amplitude de convergence de 5em 2 $\left\{ \begin{array}{l} p^e + 6^{em} \\ r^e + 0,8. \end{array} \right.$

Ces modifications de la vision et de la réfraction après les opérations de strabisme ne sont pas très fréquentes. Sans doute qu'en exerçant un œil relativement amblyope, on peut lui faire regagner une bonne partie de son acuité visuelle perdue, mais dans notre première observation, cet exercice n'a pas eu lieu, et l'amélioration se constatait dès le vingtième jour. Une amélioration survenue plus tard ne nous aurait, au contraire, nullement surpris.

Comment expliquer aussi, dans le second exemple, la diminution d'une myopie de 1d 5 à 2d? Y aurait-il eu primitivement un spasme accommodatif sur cet œil dévié en dehors de 2° et atteint d'un degré élevé de myopie? Chez les enfants ce spasme transforme fréquemment des hypermétropies légères en myopies, ou élève un peu le degré d'une myopie légère. Mais notons qu'ici l'œil était dévié habituellement et présentait une myopie forte.

Nous notons ces cas précisément parce qu'ils sont assez rares. Nous avons examiné nombre d'yeux strabiques plus ou moins amblyopes et amétropes avant l'opération et nous n'avons trouvé que de rares exemples où les modifications survenues à la suite de l'opération fussent bien évidentes.

Action de la ténotomie sur le muscle. — Græfe, dans son mémoire publié en 1857, dans les *Archiv, für Ophthalmologie*, se demandait « si la ténotomie avait une action purement mécanique, ou bien s'il ne s'y ajoutait pas quelque action dynamique qu'on pourrait expliquer par le trouble apporté au mouvement nutritif dans le muscle, trouble qui amènerait une diminution dans la tonicité... Y aurait-il lieu d'admettre un trouble dans l'innervation? »

Et l'ophtalmologiste allemand résolvait la question par la négative : « Cette supposition, dit-il, n'a rien de plausible et nous n'aurions à la faire que si la théorie mécanique était insuffisante, ce qui n'est pas. »

A priori on peut se demander si la section des nerfs contenus dans les tendons est chose si indifférente quand on se rappelle les contractions énergiques obtenues par la percussion des tendons de certains muscles, du triceps fémoral en particulier.

Nous avons eu l'idée d'exciter directement sur un chien curarisé un muscle reculé avec un courant faradique. L'extrémité antérieure du muscle était reliée au levier d'un myographe à poids et l'excursion de l'index devait indiquer, sur un cylindre enregistreur comparativement au muscle homonyme normal, les variations attribuables à l'opération. Mais la diffusion des courants produisant une excitation des muscles voisins, en particulier du choanoïde, nous n'avons obtenu aucun résultat sérieux. Force a été alors de nous rabattre sur des grenouilles auxquelles nous détachions l'insertion inférieure du triceps crural. Nous laissions bien intactes les minces adhérences aponévrotiques qui entourent le muscle, quelquefois même nous laissions intacte une faible portion du tendon, afin de nous rapprocher le plus possible des conditions réalisées dans la ténotomie des muscles de l'œil.

L'expérience était disposée comme ci-dessus, et nous nous servions pour graduer l'intensité des courants de l'appareil à chariot. La durée de chaque excitation était très courte, afin de ne pas fatiguer le muscle. Pour éviter tout mouvement volontaire ou réflexe nous détruisions la moelle lombaire. — Après chaque contraction le muscle détaché était artificiellement ramené à sa longueur normale.

Dans les premiers jours nous avons pu constater ainsi que : l'amplitude de la contraction du muscle détaché était sensiblement plus faible, à excitation égale, que dans le muscle sain (détaché au moment même de l'expérience).

Il fallait un nombre d'excitations successives plus considérable pour arriver au maximum de contraction pour le muscle détaché anciennement que pour le muscle récemment reculé.

Ce maximum de contraction tombe très rapidement pour le muscle opéré, tandis qu'il décroît progressivement pour le muscle normal.

Au moment où la décroissance commence, la chute dans l'amplitude de contraction du muscle est telle qu'il faut des courants très forts (bobine induite, à gros fil, à 5 centimètres) pour obtenir des contractions du muscle opéré aussi fortes que les contractions obtenues encore à ce moment du muscle normal, la bobine induite étant à 12 centimètres.

En d'autres termes, l'excitabilité d'un muscle détaché depuis plusieurs jours de son insertion est amoindrie ; le muscle se fatigue vite et rapidement il devient inerte.

Nous avouons que, malgré les précautions prises, nous n'oserions pas conclure de ces grenouilles à l'homme. Mais il serait à désirer que ces recherches fussent reprises avec une méthode permettant l'expérimentation sur le malade lui-même. Très probablement on s'apercevrait qu'il y a lieu de revenir sur l'affirmation trop formelle de de Graefe.

Action sur la tension intra-oculaire. — Afin d'étudier l'action des opérations de strabisme sur la tension intra-oculaire, le desideratum qui se pose toujours est de disposer d'un bon tonomètre. Pour l'évaluation de variations relativement faibles dans le degré de la tension le doigt est un instrument trop incertain.

Il nous faut un instrument permettant de comparer l'état du globe à plusieurs jours ou semaines d'intervalle. Or, parmi les tonomètres anciennement décrits, la plupart ne servent plus guère qu'à illustrer les divers traités d'ophtalmologie : en pratique ils sont tombés dans un juste oubli. Nous ferons exception pour un instrument imaginé par M. Maklakoff, de Moscou, et décrit dans les *Archives d'ophtalmologie* de l'année 1885.

Il se compose essentiellement d'une petite tige de cuivre se terminant à l'une de ses extrémités par une surface plane circulaire, de 0^{mm} de diamètre. Cette face est recouverte d'une mince couche d'encre à tampon bleue. On suspend cette tige par son autre extrémité à un petit crochet en fil de fer qui permet de l'abaisser et de la relever brusquement sans la moindre secousse.

Pour se servir de l'instrument, on fait asseoir le patient, la tête fortement renversée en arrière, les yeux regardant droit en haut. Avec le pouce et l'index de la main gauche, on écarte la paupière supérieure et inférieure de l'œil à examiner et on les fixe de façon à empêcher tout clignement brusque. — L'instrument tenu au bout du crochet, de la main droite, est approché très peu de la cornée. On le laisse brusquement appuyer de tout son poids (10 grammes) sur le sommet de cette membrane, et on le retire immédiatement.

Il ne reste plus qu'à presser la surface colorée sur une feuille de papier. On obtient un cercle bleu, large de 0^{mm}. Au milieu se trouve un cercle plus petit, de couleur bleu pâle et qui correspond à la surface d'aplatissement déterminée sur la cornée par le poids de 10 grammes. Or, la dépressibilité de la calotte cornéenne est en raison inverse de la tension intra-oculaire. La mensuration en millimètres du diamètre de ce petit cercle permet donc de comparer entre eux les résultats obtenus.

La petite manœuvre, quand elle est exécutée par une main exercée, impressionne si peu la cornée qu'elle est à peine sentie. Au contraire, si l'on touche le bord palpébral, on a un spasme énergique de l'orbiculaire. La cocaïne est non seulement inutile, mais nuisible, car elle fait baisser rapidement la tension.

Il faut avoir soin de prendre plusieurs empreintes pour chaque œil.

Le principal reproche à faire à cet instrument est d'être assez peu sensible. Par contre, ses indications sont concordantes pour le même œil. La variation ne dépasse guère un demi millimètre de diamètre du petit cercle.

Nous avons trouvé que l'état normal (*T n*) d'un œil correspond à un cercle dont le diamètre varie entre 5^{mm},5 et 7^{mm}. Passé 7^{mm}, un œil est hypotone (T — 1). Au-dessous de 5^{mm},5 il est hypertone (T + 1).

On ne peut guère sur un œil opéré d'avancement capsulaire, examiner la tension avant 8 ou 10 jours. L'œil est encore trop irritable avant cette époque.

Nos observations sont encore trop peu nombreuses pour nous permettre d'en tirer une conclusion absolue. Mais ce que nous pouvons dire, c'est que les résultats obtenus ne sont guère encourageants pour ceux qui voudraient, théoriquement, attribuer au reculement une action manifeste d'abaissement de la pression. Sur plusieurs yeux où le reculement d'un muscle et l'avancement capsulaire de l'antagoniste avaient été combinés, l'instrument nous donnait invariablement, sur l'œil opéré comme sur l'œil sain, des cercles d'un diamètre de 6^{mm}, 6^{mm},5.

Dans un cas pourtant, l' O D intact donnait des cercles des 5^{mm},5, tandis que l' O G, opéré depuis huit jours, donnait des cercles de $6^{mm},5$, à 7^{mm}. Le sujet était une femme de 20 ans. Mais on voit que nous restons ainsi dans les limites normales.

Nous réserverons donc nos conclusions, nous promettant de revenir sur cette question dès que des observations plus étendues nous le permettront.

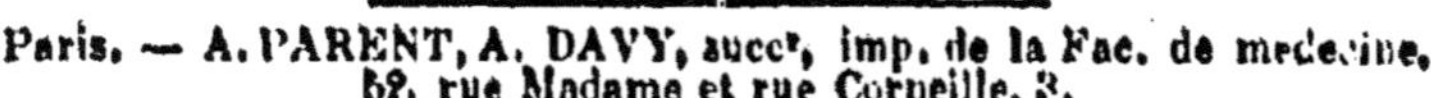

Paris. — A. PARENT, A. DAVY, succr, imp. de la Fac. de médecine, 52, rue Madame et rue Corneille, 3.

www.ingramcontent.com/pod-product-compliance
Ingram Content Group UK Ltd.
Pitfield, Milton Keynes, MK11 3LW, UK
UKHW020403230726
13925UKWH00003B/1237

9 782013 586962